临床护理指南丛书

名誉总主编　成翼娟　李继平
总　主　编　胡秀英　宁　宁

风湿免疫科护理手册

第2版

主编　陈　红　梁　燕　王　英

科学出版社

北　京

内容简介

《风湿免疫科护理手册》是临床护理指南丛书之一。基于医学不断发展,新的治疗护理手段不断涌现,本书结合临床需要,在第1版的基础上增加了"IgG4相关性疾病"、"SAPHO综合征"患者的护理;在第1版的基础上,对各种疾病的护理内容,包括护理问题、护理目标、一般护理、专科护理、健康宣教、并发症的护理等做了部分修改。内容简练、易懂,且实用性强。

本书适合广大护理同仁阅读,尤其适用于各级风湿免疫科护理人员阅读。

图书在版编目(CIP)数据

风湿免疫科护理手册/陈红,梁燕,王英主编. —2版. —北京:科学出版社,2015.6
(临床护理指南丛书/胡秀英,宁宁主编)
ISBN 978-7-03-045060-9

Ⅰ.风… Ⅱ.①陈… ②梁… ③王… Ⅲ.风湿性疾病-免疫性疾病-护理-手册 Ⅳ.R473.5-62

中国版本图书馆CIP数据核字(2015)第131860号

责任编辑:丁慧颖 戚东桂/责任校对:韩 杨
责任印制:赵 博/封面设计:黄华斌

版权所有,违者必究。未经本社许可,数字图书馆不得使用

科学出版社 出版
北京东黄城根北街16号
邮政编码:100717
http://www.sciencep.com

中煤(北京)印务有限公司印刷
科学出版社发行 各地新华书店经销
*

2011年1月第 一 版 开本:787×960 1/32
2015年6月第 二 版 印张:10 1/4
2025年7月第八次印刷 字数:228 000

定价:42.00元
(如有印装质量问题,我社负责调换)

《临床护理指南丛书》编委会

名誉总主编 成翼娟 李继平
总主编 胡秀英 宁 宁
编 委（按姓氏汉语拼音排序）
陈 红（四川大学华西医院）
陈 林（四川大学华西医院）
陈正香（南京大学医学院附属鼓楼医院）
陈云涛（北京大学口腔医院）
陈茂君（四川大学华西医院）
邓立梅（四川大学华西口腔医院）
董 艳（首都医科大学附属北京同仁医院）
董颖越（北京协和医院）
刁永书（四川大学华西医院）
杜春萍（四川大学华西医院）
方进博（四川大学华西医院）
冯 灵（四川大学华西医院）
付红英（贵州省人民医院）
符 琰（四川大学华西医院）
甘 露（北京大学口腔医院）
辜德英（四川大学华西医院）
龚 姝（四川大学华西医院）
何为民（四川大学华西医院）

何其英（四川大学华西医院）
胡秀英（四川大学华西医院）
黄　浩（四川大学华西医院）
黄　燕（四川大学华西第二医院）
黄雪花（四川大学华西医院）
黄桂玲（武汉大学中南医院）
贾晓君（北京大学人民医院）
蒋　艳（四川大学华西医院）
蒋玉梅（西安交通大学第一附属医院）
姜文彬（青岛大学附属医院）
江　露（第三军医大学西南医院）
冷亚美（四川大学华西医院）
雷春梅（西安交通大学第一附属医院）
李　卡（四川大学华西医院）
李　芸（四川大学华西医院）
李　敏（中国医科大学附属第一医院）
李　燕（泸州医学院附属医院）
李春蕊（中日友好医院）
李俊英（四川大学华西医院）
李秀娥（四川大学华西口腔医院）
李小麟（四川大学华西医院）
李尊柱（北京协和医院）
廖　燕（四川大学华西医院）
廖天芬（四川省人民医院）

黎贵湘（四川大学华西医院）

梁　燕（四川大学华西医院）

林　英（上海交通大学附属第一人民医院）

刘　玲（四川大学华西医院）

刘　俐（四川大学华西医院）

刘　霆（四川大学华西医院）

刘晓艳（四川大学华西医院）

刘智平（重庆医科大学附属第一医院）

罗春梅（第三军医大学新桥医院）

卢　敏（中国人民解放军成都军区总医院）

卢嘉渝（中国人民解放军成都军区总医院）

吕嘉乐（香港东区尤德夫人那打素医院）

马　婕（第四军医大学口腔医院）

马　莉（四川大学华西医院）

马青华（四川省人民医院）

宁　宁（四川大学华西医院）

倪　钊（美国杜克大学护理学院）

彭莉萍（深圳市南山区人民医院）

钱卫红（广州军区武汉总医院）

秦　年（四川大学华西医院）

任建华（四川大学华西第二医院）

申文武（四川大学华西医院）

孙丽华（贵阳医学院附属医院）

宋　敏（中国人民解放军成都军区总医院）

宋晓楠（北京协和医院）
史晓娟（第四军医大学西京医院）
唐承薇（四川大学华西医院）
田永明（四川大学华西医院）
童莺歌（杭州师范大学护理学院）
万群芳（四川大学华西医院）
王　英（四川大学华西医院）
王丽香（中国人民解放军成都军区总医院）
王春丽（北京大学口腔医院）
王黎梅（浙江省嘉兴市第一医院）
王海玲（首都医科大学宣武医院）
王晓云（山西省人民医院）
王颖莉（四川大学华西医院）
文　秀（澳门镜湖护理学院）
文艳秋（四川大学华西医院）
吴小玲（四川大学华西医院）
向明芳（四川省肿瘤医院）
鲜均明（四川大学华西医院）
谢徐萍（四川大学华西医院）
谢双怡（北京大学第一医院）
徐玉斓（浙江大学医学院附属邵逸夫医院）
许瑞华（四川大学华西医院）
武仁华（四川大学华西医院）
严　红（北京大学口腔医院）

杨　旭（北京协和医院）
杨　蓉（四川大学华西医院）
杨玲凤（中南大学湘雅医院）
杨小莉（四川大学华西医院）
袁　丽（四川大学华西医院）
游　潮（四川大学华西医院）
游桂英（四川大学华西医院）
余　蓉（四川大学华西医院）
余春华（四川大学华西医院）
张　琳（北京大学口腔医院）
张铭光（四川大学华西医院）
张明霞（北京大学人民医院）
赵佛容（四川大学华西口腔医院）
曾继红（四川大学华西医院）
曾子健（香港微创泌尿中心）
甄立雄（澳门仁伯爵综合医院）
周昔红（中南大学湘雅二医院）
周莹霞（上海交通大学医学院附属瑞金医院）
邹树芳（泸州医学院附属医院）
朱　红（四川大学华西医院）

总编写秘书　陈佳丽　吕　娟

《风湿免疫科护理手册》（第2版）编写人员

主　编　陈　红　梁　燕　王　英
副主编　谭小波　岑筱敏　马　玲
编　者　（按姓氏汉语拼音排序）
　　　　　蔡娅菲　岑筱敏　陈　红
　　　　　陈妍伶　崔贝贝　邓　蓉
　　　　　奉丽丽　郭　欣　李雪梅
　　　　　李燕洪　李祝红　梁　燕
　　　　　刘　艺　卢　俊　罗　妍
　　　　　马　玲　邱　懿　谭淳予
　　　　　谭小波　唐鸿鹄　王　英
　　　　　吴洪艳　徐　利　杨　闵
　　　　　叶　云　叶亚丽　袁同玲
　　　　　张　红　赵　华　赵　毅
　　　　　朱利君

《临床护理指南丛书》前言

《临床护理指南丛书》（第1版）作为口袋书，小巧、实用，便于护理人员随身携带并查阅。本套丛书是在查阅大量国内外文献的基础上，结合作者丰富的临床护理经验编撰而成，贴近临床并适用于临床。自出版以来，本套丛书受到国内各大医院的临床护理工作者及护理院校师生的欢迎与追捧，获得了广大读者的肯定。为适应医学科学技术与临床护理工作的不断发展与变化，提升丛书质量，使丛书能够更好地为专科护理人员服务，满足不断增长的临床护理工作者的需求，我们对《临床护理指南丛书》中业界评价较高、读者反响较好的分册进行了再版。

《临床护理指南丛书》（第2版）共包含24个分册，内容涵盖了临床护理的各个专科，包括内科、外科、妇科、口腔等各临床护理领域。随着疼痛作为第五大生命体征的确立，全国各层次医院疼痛关爱病房的建立，疼痛护理已成为临床护理工作中不可分割的一部分，基于此，第2版新增《疼痛科护理手册》，以指导临床护理，促使疼痛护理更加规范、加速疼痛专科护理人才向专业化转型及学科发展。各分册在遵从丛书编写基本要求的基础上，遵循"专病专护"原则，结合各专科特色并融入快速康复理念，不断关注学科前沿进展，站在护理的角度辅以图文并茂的方式全面系统地展开了全书的编撰工作。

在编写形式上，本套丛书结构层次清晰，文字简洁、精练，紧密结合临床护理工作实际，以病人为中心，以具体疾病护理为纲，要点式地重点介绍护理措施，特别注意描述护理关键环节、难点及其对策和护理细节。在结构体系上彻底改变了护理学专业多数教辅资料按照护理程序编写的共同模式，根据医护人员的临床思维，在综合以往各专科护理常规与理论的基础上，发展符合现代临床需要的科学模式。本丛书的一大亮点还在于，遵循"科学、实用，通俗、易懂"的基本原则，兼顾不同地区、不同层次临床医护人员对各专科常见疾病、多发疾病临床护理的认识，同时结合案例、图片等多种编撰和展现形式，进一步提高本套丛书的可读性与临床实用性。整套丛书内容简要而不失详尽，浅显易懂又全面丰富，既包含临床知识技能，又纳入许多相关知识或科普故事，让全书不致过于严肃死板，读者在丰富临床理论之余，还能了解更多其他知识，使得临床各专科护理的学习变得更为生动有趣，提高读者学习阅读的积极性。

本丛书作为临床专科护理指南，对从事临床一线护理工作的护理同仁具有较大的参考价值，同时还可作为各级医院各专科新手岗前培训、规范化培训、继续教育及临床实习辅导丛书，从而从各个层次的专科人才培养着手，提高各专科临床护理水平，促进护理质量的进一步提高。

参加编写《临床护理指南丛书》（第2版）的作者除四川大学华西医院护理专家外，还有来自全国多家医学院校及医疗机构的临床护理专家，她们多在临床一线工作，在繁忙的临床和管理工作之余完成了本套丛书的编写工作，在此向她们表示衷心的感谢。

全体编者均以高度认真负责的态度参加了本丛书编撰工作，但由于编写时间仓促且涉及众多专科领域，各专科编写人员思维方式、知识层次、经验积累存在差异，因此书中难免存在不足之处，敬请广大读者给予批评指正！

编　者

2015 年 6 月

第 2 版前言

中华医学会风湿病学分会成立30周年之际,《风湿免疫科护理手册》第2版几经修改正式出版了。2011年出版的《风湿免疫科护理手册》第1版是临床护士的随身速查工具,得到了风湿免疫专业护士的喜爱。护理作为临床工作的重要组成部分,风湿免疫临床护理的专业化发展尚在起步阶段,风湿免疫临床护士非常需要一本具有系统性、实用性、新颖性的书籍来指导临床护理实践,为风湿免疫病患者提供安全、优质、高效的护理服务。

本书由四川大学华西医院风湿免疫科专业医护团队经过反复查阅大量国内外文献、指南和前沿进展编写而成。本书结合临床需要,在第1版的基础上,增加了"IGg4相关性疾病"、"SAPHO综合征"患者的护理,并将"肉芽肿性多血管炎"在"血管炎"的基础上单列阐述。本书在编写过程中,得到国内知名专家的指导和建议,使本书的科学性和实用性得到保证。

风湿免疫病涉及范围广泛,发展迅速,新的疾病亚型不断被发现,新的治疗手段不断涌现。编者力求本书内容新颖、全面、完整,但由于受到学识水平限制,经验不足,时间仓促,不足之处在所难免,敬请广大护理同仁批评指正。

编 者
2015年4月

第1版前言

1982年，中华医学会内科学会在北京召开了第一次全国风湿病学学术会议，从此，我国风湿病学进入一个迅猛发展的年代。近年来，各大医院相继设立了风湿免疫病房。而风湿病专科护理尚处于起步阶段，风湿性疾病专科护理指南还比较匮乏，鉴于此，四川大学华西医院风湿免疫科组织编写了《风湿免疫科护理手册》，旨在为临床护士，特别是风湿免疫科专科护士提供一本随身携带的手册，为其日常工作带来方便。

本书涵盖风湿科各种常见疾病，是在参考大量国内外文献基础上并结合作者临床体会编写而成。在内容取舍与编写方式上，以实用为基本点，同时突出前沿进展、知识拓展等新进展、新观念，内容丰富，通俗易懂。

编写过程中力求本书内容实用、新颖，但由于能力有限，经验不足，时间仓促，书中难免存在不足和缺点，敬请广大读者不吝赐教。

编 者

2010年9月

目　录

第一章　风湿性疾病总论 ··············· 1
　第一节　风湿性疾病概述 ··············· 1
　第二节　风湿性疾病的常见临床症状及评估 ······ 16
第二章　弥漫性结缔组织病患者的护理 ······ 34
　第一节　类风湿关节炎患者的护理 ·········· 34
　第二节　RS3PE 综合征患者的护理 ·········· 47
　第三节　系统性红斑狼疮患者的护理 ········· 54
　第四节　系统性硬化症患者的护理 ·········· 68
　第五节　炎性肌病患者的护理 ············ 79
　第六节　血管炎患者的护理 ············· 89
　第七节　肉芽肿性多血管炎患者的护理 ········ 99
　第八节　贝赫切特病患者的护理 ··········· 106
　第九节　原发性干燥综合征患者的护理 ········ 117
　第十节　抗磷脂抗体综合征患者的护理 ········ 126
　第十一节　结节性脂膜炎患者的护理 ········· 136
　第十二节　嗜酸性筋膜炎患者的护理 ········· 144
第三章　脊柱关节病患者的护理 ·········· 151
　第一节　强直性脊柱炎患者的护理 ·········· 151
　第二节　银屑病关节炎患者的护理 ·········· 167
　第三节　炎性肠病性关节炎患者的护理 ········ 177
　第四节　反应性关节炎患者的护理 ·········· 189
第四章　骨与软骨病患者的护理 ·········· 197
　第一节　骨关节炎患者的护理 ············ 197
　第二节　原发性骨质疏松患者的护理 ········· 207
　第三节　复发性多软骨炎患者的护理 ········· 215

第五章	痛风患者的护理	225
第六章	自身免疫性肝病患者的护理	238
第七章	成人斯蒂尔病患者的护理	252
第八章	风湿性多肌痛患者的护理	264
第九章	纤维肌痛综合征患者的护理	271
第十章	IgG4 相关性疾病患者的护理	278
第十一章	SAPHO 综合征患者的护理	287

参考文献 … 294

附录 风湿免疫科常用药物副作用及护理 … 301

第一章 风湿性疾病总论

第一节 风湿性疾病概述

一、风湿性疾病的概念

风湿性疾病（rheumatic diseases）泛指影响骨关节及其周围软组织，包括肌肉、滑囊、肌腱、筋膜等的一组以内科治疗为主的疾病，包括各种原因引起的关节、肌肉、肌腱、骨骼、血管的炎症、疼痛和功能障碍。

风湿性疾病可以是全身性或系统性的，也可以是局限性的；可以是器质性的，也可以是功能性的；各种原因所致的关节炎占重要组成部分，但风湿性疾病不只局限于关节炎。很多风湿性疾病以疼痛（关节、肌肉、软组织、神经等的疼痛）为主要症状，但并不是所有风湿性疾病都伴随疼痛。

弥漫性结缔组织病（diffused connective tissue disease），也称为结缔组织病，是风湿性疾病的一大类，特指以血管和结缔组织的慢性炎症为病理基础，引起多器官系统损害的一类疾病。结缔组织病包括了目前临床最常见的病种，包括类风湿关节炎、系统性红斑狼疮、系统性硬化症、干燥综合证等。

近年来，随着人口老年化，风湿性疾病的患病率有逐年上升的趋势。据统计，国内类风湿关节炎的患病率为 0.32%～0.36%，强直性脊柱炎约为 0.25%，骨关节炎在 50 岁以上人群的患病率更高达 50%，高尿酸血症及痛风患者也日益增多。而且随着老龄社会的到来，骨关节炎、骨质疏松症的患者也将越来越多。风湿性疾病已经成为 21 世纪最常见，并且严重危害患者健康，影响患者生活质量的疾病之一。

二、风湿性疾病的历史

风湿性疾病的历史悠久，可能与人类的历史同样漫长。考古学家发现上古冰河期人脊椎骨化石已有关节炎征象。数千年来，风湿性疾病一直危害着人类的健康。人们在征服这类疾病的漫长实践中，对其病因、发病机制及治疗方法进行了不懈的探索和研究。

风湿性疾病在中外医学史籍中也早有记载。在西方医学中，风湿（rheuma）一词最早见于公元前 400 年《希波克拉底文集》中《人体解剖》一书。"rheuma"源于古希腊语，意为流动，意同"卡他、炎症"（catarrhos），反映了最初人们对此类疾病发病机制的认识，即病因学中著名的体液学说。希波克拉底认为人体生命决定于血液、黏液、黄胆汁和黑胆汁的平衡。而风湿性疾病则是由于冷湿黏液下注于内脏、四肢而引起的疼痛性疾病。这一理论的影响一直持续到中世纪。

而中医将涉及机体关节疼痛、肿胀、麻木、活动受限等的症状归于"痹症"范畴。痹症是指因受风寒湿热之邪侵袭而至经络闭阻、气血凝滞引起的以痛为主症的疾病。痹症在中医学文献中出现很早。中医学经典著作《黄帝内经》（公元前 5 世纪）中《素问·痹论》篇就有"风寒湿三气杂至合而为痹"的论述，强调该类疾病的发病与外邪入侵、饮食生活环境以及机体正气不足有关，并根据病因进行了分类，其风气胜者为行痹，寒气胜者为痛痹，湿气胜者为著痹，伤及内脏的称五脏痹，伤及筋肉皮骨血的称五体痹。

这是东西方医学对本类疾病的最初的较为系统的认识，虽然其内涵与外延有着明显差异，但均是对一组类似的临床症状的描述，既各种原因引起的四肢、肢体的疼痛。

到了17世纪，拜伦（Guillaume Baillou，1558～1616年）在其死后1642年发表的遗著中介绍了作为全身性肌肉骨骼综合征的风湿病概念："关节炎是风湿性疾病在全身的反应"，认为其是一种全身性疾病，这是一个巨大的飞跃，拜伦被称为"风湿性疾病之父"。

在风湿性疾病学科发展过程中，曾经采用过多个名称，它们抑或根据病理命名、抑或根据发病机制命名，如：胶原病（collagen disease）、结缔组织病（connective tissue disease，CTD）、自身免疫性疾病（autoimmune disease）等。称谓的不同反映了人们看问题的角度不同，也反映了人们对风湿性疾病的认识不断深入。但上述名称并不能包含此类疾病的全部，所以当今的临床学家多主张仍使用风湿性疾病这一名称。

随着基础医学，尤其是基础免疫学、生物化学、分子生物学与遗传学的迅速发展，风湿病学的研究有了很大的进展。如基础免疫学的发展不仅为许多风湿性疾病阐明了发病机制，而且还给我们提供了大量诊断和治疗风湿性疾病的有效手段。类风湿因子（1948年）、狼疮细胞（1948年）、抗核抗体（1950年）陆续被发现，泼尼松和免疫抑制剂应用于临床治疗，一系列重大进展使风湿病学有了一个飞跃发展，使风湿性疾病的研究进入到免疫学和分子生物学的崭新阶段。

三、风湿性疾病的临床特点

1. 呈发作与缓解交替的慢性病程 大多数风湿性疾

病如系统性红斑狼疮、类风湿关节炎、皮肌炎等,由于目前尚无有效的医疗手段彻底治愈,均表现为病程漫长、起伏不定。

2. 同一疾病临床表现个体差异大 以系统性红斑狼疮为例,有的病人以皮肤损害为主,出现典型的蝶形红斑;有的病人无皮肤损害,却有明显的狼疮肾炎的表现,甚至发生肾衰竭。

3. 免疫学异常 许多风湿性疾病都有免疫学检查的异常,并能反应疾病活动度,如补体异常、免疫复合物增加、出现大量自身抗体等;有些还会有标志性抗体的出现,如系统性红斑狼疮的标记性抗体是抗 Sm 抗体,类风湿关节炎的标记性抗体是抗环瓜氨酸肽(CCP)抗体等。

4. 治疗难度大 目前大多风湿性疾病缺乏特异的治疗手段,虽然对糖皮质激素的治疗均有一定反应,但难以治愈疾病,且不同病人对抗风湿病药物(如免疫抑制剂等)的耐受量、疗效及不良反应等有较大差异,故常引起较高致残率(如类风湿关节炎)或病死率(如系统性红斑狼疮、系统性硬化症)。

四、风湿性疾病的分类

风湿性疾病目前尚无国际统一分类。目前国内对该类疾病的分类多引用美国关节炎基金社第 10 版《风湿性疾病概要》(1993)一书中的的分类标准,从病因学、组织学、病理学、生物化学、遗传学、免疫学以及临床医学等不同角度对其进行归纳后分为 10 大类,包括 120 余种风湿性疾病(表 1-1)。

表1-1 美国风湿病学学会对风湿性疾病的命名和分类(1993)

弥漫性结缔组织病
 类风湿关节炎
 幼年类风湿关节炎
 系统性红斑狼疮
 系统性硬化症(硬皮病)
 弥漫性筋膜炎,有或无嗜酸粒细胞血症
 多发性肌炎
 坏死性血管炎和其他血管炎
 干燥综合征
 重叠综合征
 其他

与脊柱炎相关的关节炎
 强直性脊柱炎
 赖特(Reiter)综合征
 银屑病关节炎
 炎性肠病关节炎

骨关节炎(即骨关节病,退化性关节病)

感染所致风湿性综合征

伴有风湿性疾病的代谢或内分泌疾病

肿瘤

神经血管疾病
 神经病变性关节炎(Charcot关节)
 挤压综合征
 反射交感神经营养不良
 红斑性肢痛病
 雷诺病

骨及软骨疾病
 骨质疏松
 骨软化
 增生性骨关节病
 特发性弥漫性骨肥厚(如Forestier病)
 Paget病(畸形性骨炎)
 骨溶解或软骨溶解

续表

缺血性坏死（骨坏死）
肋软骨炎（如 Tietze 综合征）
致密性髂骨骨炎，耻骨炎或局限性骨炎
先天性髋发育不良
髌软骨软化
生物机械或解剖异常
关节外疾病
关节旁疾病
椎间盘病
特发性腰痛
其他痛综合征
其他有关节表现的疾病
复发性风湿病（palindromic rheumatism）
间歇性关节积水
药物相关的风湿性综合征（除外药物性红斑狼疮）
多中心网状组织细胞增多症
绒毛结节性滑膜炎
肉瘤
维生素 C 缺乏
胰腺病
慢性活动性肝炎
骨肌肉创伤

五、风湿性疾病的病因及发病机制

（一）风湿性疾病的病因

尚不完全明确，但大多数风湿性疾病是与遗传、感染、性激素、环境及神经精神状态等因素密切相关。

1. 遗传因素 尽管风湿性疾病不是传统意义上的遗传性疾病，但是遗传因素在风湿性疾病发病中的作用已经较为肯定。在临床上，某些风湿性疾病有明显的家族聚集性、单卵孪生子共患某种风湿性疾病概率增高均提示该类疾病的遗传背景。

HLA（human leukocyte antigen，人类白细胞抗原）系统是人类白细胞抗原中最重要的一类，因其高度多态性而成为最能代表个体特异性并伴随个体终身的稳定的遗传标志。免疫遗传学的进展和 HLA 抗原与相关疾病的研究增加了对风湿性疾病的发病机制认识。因此，某些特定类型的 HLA 便成为某些疾病的遗传标志。如在类风湿关节炎患者中，HLA-DR4 基因阳性率达 60%～70%，而正常人群中仅 25%～30% 阳性，强直性脊柱炎患者中 HLA-B27 阳性率高达 90%～95%，而正常人群中阳性率仅为 4%～8%。目前认为 HLA-B27 与强直性脊柱炎等血清阴性脊柱关节病密切相关。与 HLA 抗原型别相关的常见风湿性疾病及相对危险率（表 1-2）。

表 1-2 HLA 与疾病的相对危险率

疾病	HLA 抗原型别	相对危险率（RR）
类风湿关节炎	DR4	5.8
系统性红斑狼疮	DR3	6
银屑病关节炎	B17	6
	Cw6	9
干燥综合征	DR3	9.7
系统性硬化症	C4BO	11
	C4AQO	9
强直性脊柱炎	B27	90
Reiter 综合征	B27	30～50

2. 感染因素 目前认为，很多风湿性疾病与感染有密切关系。感染可直接引起组织炎症，如化脓性关节炎，也可是感染后机体对病原体的特异免疫反应并与自身抗原起交叉免疫反应，或者抗原抗体反应中产生的免疫复合物导致组织损伤。β溶血性链球菌感染引起的风湿热，肠道和泌尿道感染后引起的 Reiter 综合征，福氏志贺杆菌、沙门菌属、耶而森菌和幽门螺杆菌感染引起的反应性关节炎，以及肠道肺炎克雷伯杆菌感染与强直性脊柱炎相关都支持这一观点。有研究发现，肺炎克雷伯杆菌表面固氮酶第 188～193 位的 6 个氨基酸多肽结构与 HLA-B27 超变区 72～77 位 6 个氨基酸多肽相同，提示微生物表达的抗原与 B27 抗原相似，微生物抗原被视为异物引起剧烈免疫反应，但同时与自身组织发生交叉反应而引起发病。

3. 性激素 很多风湿性疾病的发病与性别有显著关系。如系统性红斑狼疮多见于青年女性；女性类风湿关节炎患者在怀孕后关节症状可缓解，生产后关节症状可再次加重，提示雌激素促进类风湿关节炎发生，而孕激素则可能减轻病情。在动物模型，LEW/n 雌鼠对类风湿关节炎的敏感性高，雄性发病率低，雄鼠经阉割或用 β-雌二醇处理后，其发生类风湿关节炎的情况与雌鼠一样，说明性激素在类风湿关节炎发病中起一定作用。

4. 其他 寒冷、潮湿、疲劳、营养不良、创伤、精神因素等，常为本病的诱发因素，但多数患者患病前常无明显诱因。

（二）风湿性疾病的发病机制

风湿性疾病的发病机制迄今尚不完全清楚。目前的大量研究表明，免疫损伤在风湿性疾病中的发病中占有重要位置，许多风湿性疾病，至少部分是因为免疫异常所致的组织损伤。

1. 免疫耐受与自身免疫系统（immune system）　是人体抵御病原菌侵犯最重要的保卫系统。它能发现并清除异物、外来病原微生物等引起内环境波动的因素，具有抵抗病原微生物感染（防御功能），清除体内衰老、死亡或损伤的自身细胞（稳定功能），识别和消灭体内突变细胞（监视功能）等三大功能。免疫系统各组分功能的正常是维持机体免疫功能相对稳定的保证，任何组分的缺陷或功能的紊乱都会对自身器官或组织产生伤害。免疫系统具有高度的辨别力，能精确识别自己和非己物质，以维持机体的相对稳定性。

在正常情况下，动物的免疫系统只对自身以外的异物抗原（如病毒、细菌、异物组织等）发生免疫应答，结果是产生免疫分子或效应细胞，具有抗感染、抗肿瘤等对机体有利的保护作用；与此相反，机体免疫系统接触某种抗原后形成的特异性无应答状态称为免疫耐受（immunotolerance），比如机体免疫系统对自身组织抗原，此时机体对其他抗原仍可作出正常的免疫应答。但由于某些原因（如遗传的易感性、环境、感染等），对自身构成成分（如各种机体组织）引起免疫反应导致组织病理损伤时，则称为自身免疫（autoimmunity），在这一免疫应答过程中产生的针对自身组织、器官、细胞及其成分的抗体，称为自身抗体。自身免疫反应在很多风湿性疾病，特别是结缔组织病的发病中起到非常重要的作用。

2. 免疫复合物在风湿性疾病发病中的作用　抗原与相应抗体结合产生的复合物称为免疫复合物（immune complex, IC）。在正常情况下，小分子可溶性 IC 被肾小球滤过排出,大分子不溶IC被巨噬细胞吞噬消灭,这是机体防御机制的一部分。但在某些情况下,机体短时间内产生大量IC,或IC清除能力下降,IC会在组织中沉积,从而激活补体,吸引中性粒细胞并释放溶酶体,其他淋巴细胞与细胞因子的释放,产生免疫损伤作用。这种沉积既可以是可溶性免疫复合物通过血循环沉积至组织,称为IC的"循环沉积";也可以是某些抗原对特定组织有亲和力,与之结合后,再吸引抗体形成IC,称为IC的"原位沉积"。如IC沉积在毛细血管壁,补体、吞噬细胞参与反应导致血清病;由类风湿因子与免疫球蛋白IgG结合形成的IC,沉积于关节骨膜、皮下组织等处引起类风湿关节炎;由链球菌可溶性抗原与抗体结合,或与肾小球基底膜有特殊亲和力的DNA与之结合后,再吸引抗DNA抗体结合形成IC,沉积于肾小球基底膜,激活补体,吸引中性粒细胞,释放各种酶类损伤肾小球引发肾小球炎。

综上,风湿性疾病发病的重要机制之一,是在有遗传易感性的个体,在内(如性激素水平、精神神经因素)、外环境(如感染等)的协同作用下,机体失去正常的免疫耐受,产生异常的免疫反应——自身免疫,产生大量自身抗体,免疫复合物异常沉积等,导致机体组织的损伤。

六、风湿性疾病的实验室检查

风湿性疾病的实验室检查是临床和基础研究者关注的热点,尤其是自身抗体检测在风湿性疾病的诊断、治疗甚至预测评估中都起到很重要的作用。大多数风湿性疾病早期临床表现不典型,单凭症状、体征难以在疾病早期进行分类诊断。因此高诊断特异性及高预测价值自身抗体的检测显得尤为重要。近年来,自身抗体诊断技术持续发展，一方面在风湿性疾病及其并发症的诊断、预后评估方面逐渐体现出重要的价值。近年研究发现联合应用抗 ds-DNA 抗体、抗核小体抗体及抗组蛋白抗体可以辅助判断狼疮性肾病的发生，系统性硬化症患者血清中的抗糖类抗体表达水平与肺动脉高压的发生有显著关联。另一方面还可作为风湿性疾病风险预测指标，对健康人群或者有遗传家族史的高危人群进行预测评估。通过回顾性研究或定期随访观察，大多数风湿病发病的数月甚至数年前就能检测出血清中相应的自身抗体，如系统性红斑狼疮患者最早在发病 10 年前就可有血清抗核抗体表达；类风湿关节炎患者平均发病前 7.5 年就能检出血清抗环瓜氨酸肽抗体和类风湿因子等。

（一）抗核抗体谱的检测及临床意义

抗核抗体（antinuclear antibodies，ANAs）是一组将自身真核细胞的各种成分 [脱氧核糖核蛋白（DNP）、DNA、可提取的核抗原（extractable nuclear antigen，ENA）和 RNA 等] 作为靶抗原的自身抗体的总称。抗核抗体是一大类物质，抗原涉及细胞的所有组成成分，以前抗核抗体的概念多指抗细胞核成分的抗体，实际上有些抗原成分可以通过核膜而分布于核的内外，因此，现在临床上抗核抗体的概念已经有所改变，有些抗细胞质中抗原的抗体也统称为抗核抗体。大部分 ANAs 属 IgG 型，仅少数属 IgM 型。

目前国内外大多以人喉癌上皮细胞（HEp-2）作为抗原基质，以间接免疫荧光法检测 ANAs，该法被称为 ANAs 检测的"金标准"。系统性红斑狼疮患者 IgG、IgM、IgA 型 ANAs 阳性率较高，近年研究发现 IgM 型 ANAs 与疾病的控制有潜在的联系。常见的细胞间接免疫荧光抗核抗体试验有以下5种：①均质型：核质染色均匀一致，这种染色型常与抗组蛋白和抗DNA抗体有关，可见于SLE、药物性狼疮等；②斑点型：核质染色呈斑点状，抗可提取性核抗原（ENA）抗体常呈这种染色型，见于多种风湿性疾病；③周边型：荧光染色围绕在核膜周围，主要为抗双链DNA（ds-DNA）抗体或脱氧核糖核蛋白，高滴度周边型核荧光多见于系统性红斑狼疮；④核仁型：仅有核仁染色，该型主要为抗RNA聚合酶-1抗体、抗核仁小分子RNA（Th抗原）抗体、抗PM-Scl抗体等组成，多见于皮肌炎、类风湿关节炎及硬皮病等；⑤着丝点型：分裂间期核内出现疏松的细颗粒荧光，分裂间期染色体区出现密集的颗粒状荧光，排列呈线状。见于硬皮病，尤其是CREST综合征。

ANAs在多种自身免疫病中均呈不同程度的阳性率（表1-3），在自身免疫病的临床诊断、鉴别诊断、评价疗效和预后估计中具有较大的意义，因此常将抗核抗体的检测作为自身免疫病的重要初筛试验。

表1-3 抗核抗体谱及其在风湿性疾病中的阳性率

	系统性红斑狼疮	药物性狼疮	混合性结缔组织病	类风湿关节炎	系统硬化症	多发性肌炎	干燥综合征
抗核抗体	>95%	>95%	99%	20%~50%	30%	20%~30%	20%~60%
抗双链DNA抗体	50%~80%	少见	少见	3%~5%	少见	少见	0~29%
抗DNP抗体	70%	—	8%	少见	少见	少见	5%~30%
抗组蛋白抗体	25%~60%	90%	—	20%	0~27%	0~10%	0~30%

续表

	系统性红斑狼疮	药物性狼疮	混合性结缔组织病	类风湿关节炎	系统硬化症	多发性肌炎	干燥综合征
抗Sm抗体	25%～40%	少见	仅见	—	少见	少见	少见
抗RNP抗体	26%～45%	—	100%	10%	10%～22%	0～20%	0～14%
抗SS-A(Ro)抗体	30%～40%	—	少见	5%～20%	0～10%	少见	60%～75%
抗SS-B(La)抗体	0～15%		0～20%	0～5%	0～5%	少见	50%～60%
抗Scl-70抗体					30%～60%		
抗着丝点抗体					40%～90%（局限型者）		
抗Jo-1抗体						30%～50%	

（二）类风湿因子的检测及临床意义

类风湿性因子（rheumatoid factor，RF）是由于感染因子（细菌、病毒等）引起体内产生的以变性IgG（一种抗体）为抗原的一种抗体，故又称抗抗体。临床测定的RF中，最常见的是IgM型，其次为IgG型和IgA型，IgD型和IgE型较少见。

人体内普遍存在着RF，并起着一定的生理作用。近年来对IgM型RF的生物作用已有所了解，这些生物作用包括：①调节体内免疫反应；②激活补体，加快清除微生物感染；③清除免疫复合物使机体免受循环复合物的损伤。只有RF的量超过一定的滴度时称类风湿因子阳性。目前临床上主要测定IgM型RF，测定方法为乳胶凝集法和酶联免疫吸附法。

未经治疗的类风湿关节炎患者RF阳性率为80%，且滴度常在1：160以上，临床上动态观察滴度多少，可作为病变活动及药物治疗后疗效的评价，高效价的RF存在并伴有严重的关节功能受限时，常提示预后不良。其他风湿性疾病如系统性红斑狼疮阳性率为20%～25%；硬皮病与皮肌炎阳性率为10%～24%，滴度较低。RF还可见于其他各种急慢性炎症（如慢性活动性肝炎、结核病、感染性心内膜炎等），甚至少部分健康人群，但滴度较低。

（三）抗磷脂抗体的检测及临床意义

抗磷脂抗体（anti-phospholipid antibody，APA），是一组针对机体带磷脂负电荷的蛋白复合物产生的特异性自身抗体，包括狼疮抗凝物（lupusanticoagulant，LA）、抗心磷脂抗体（anticardiolipin，ACA）、抗磷脂酸抗体（anti-phosphatidicacid antibody）和抗磷脂酰丝氨酸抗体（anti-phosphatidylserine antibody）等。其中ACA最为常见，是针对血小板和内皮细胞膜上的心磷脂的自身抗体，IgG型的ACA是抗磷脂综合征患者最常见的自身抗体。

APA可见于多种疾病（表1-4），但最多见于抗磷脂综合征（anti-phospholipid syndrome，APS）和系统性红斑狼疮中，ACA在正常人群的阳性率约为5%，而在系统性红斑狼疮患者的阳性率则为50%～60%，通常与血小板减少、动静脉血栓形成、习惯性流产等临床症状相关。近年研究发现IgG和IgM型的ACA与APS患者的瓣膜变化有关，而且抗体水平越高，瓣膜变化发生的风险就越大。此外，研究还发现，ACA 的滴度随着神经精神性狼疮（neuropsychiatric lupus，NP-SLE）的病情活动而升高，且与患者的精神症状、癫痫有一定的相关性。

表 1-4　可检出抗磷脂抗体的常见疾病

疾病种类	疾病举例
风湿性疾病	系统性红斑狼疮、类风湿关节炎、系统性硬化症、结节性多动脉炎、干燥综合征、银屑病关节炎
感染性疾病	细菌（如梅毒），病毒（如腺病毒、乙型肝炎病毒），寄生虫（如疟疾）等感染
淋巴增生性疾病	恶性淋巴瘤、异常蛋白血症等
药源性	奎尼丁、吩噻嗪、普鲁卡因胺、苯妥英钠等
其他	自身免疫性溶血性贫血、镰状细胞病

（四）抗中性粒细胞胞质抗体的检测及临床意义

抗中性粒细胞胞质抗体（anti-neutrophil cytoplasmic antibody，ANCA）是一组以人中性粒细胞胞质成分为靶抗原，与临床多种小血管炎性疾病密切相关的自身抗体。主要的 ANCA 有两种类型：胞质型（cANCA）和核周型（pANCA）。

ANCA 最早于 1982 年在坏死性肾小球肾炎患者血清中发现，现已证实该抗体是系统性血管炎的血清标志性抗体，对血管炎的诊断、分类及预后具有较为重要的意义。最常见的疾病如韦格纳肉芽肿（WG）、原发性局灶节段坏死性肾小球肾炎（IFSNGN）、新月形肾小球肾炎（NCGN）、结节性多动脉炎（PAN）等均可检出 ANCA。WG 的 cANCA 阳性率可高达 90%，在坏死性或新月形肾小球肾炎患者，ANCA 的阳性率可达 80%。ANCA 的检测可大大提高肾血管炎的早期诊断率。与 ANCA 阳性相关的疾病还有继发性血管炎、非血管炎性疾病（如肺部炎性疾病）、炎性肠病（IBD）、类风湿关节炎、系统性红斑狼疮、自身免疫性肝病等。此外，许多研究已证明，原发性小血管炎患者血清中 ANCA 的滴度与疾病活动性相关，ANCA 滴度的增高或持续增高，提示病情恶化或缓解后再发。ANCA 的滴度升高往往出现在疾病复发之前，故对 ANCA 的动态监测对预测疾病复发具有重要意义。

第二节　风湿性疾病的常见临床症状及评估

一、常见临床症状

多数风湿性疾病呈慢性病程，同一疾病在不同个体或不同时期临床表现可能有较大差异。病程呈反复发作与缓解。

（一）关节疼痛与肿胀

关节、肌肉、肌腱疼痛与肿胀相当普遍。疼痛是关节受累的最常见的首发症状，也是患者就诊的主要原因。四肢大小关节均可累及，以对称性关节痛居多。疼痛的起病、性质、部位、持续时间、是否伴全身症状等特点有助于疾病的诊断及治疗效果的评价。例如痛风发作急骤，多累及第一跖趾关节，疼痛剧烈；类风湿关节炎起病缓慢，多累及腕、掌指、近端指间关节等外周小关节，常有晨僵等伴随症状，部分病人最终出现关节僵硬、畸形、功能丧失；而强直性脊柱炎主要累及脊柱中轴关节。疼痛的关节多伴有肿胀和压痛，多为关节腔积液或滑膜肥厚所致，是滑膜炎或周围组织炎的表现。常见关节炎的关节病变特点见表1-5。

表 1-5 常见关节炎的关节病变特点

	类风湿关节炎	强直性脊柱炎	骨关节炎	痛风	系统性红斑狼疮
起病	缓	缓	缓	急骤	不定
首发	近指或掌指关节、腕	膝、髋、踝	膝、腰、远指关节	第一跖趾关节	手关节或其他部位
痛性质	持续性，休息后加重	休息后加重	活动后加重	痛剧烈，夜间重	不定
肿性质	软组织为主	软组织为主	骨性肥大	红、肿、热	少数
畸形	常见，明显影响功能	多见于髋	小部分	少见	偶见
演变	对称性多关节炎	不对称下肢大关节炎	负重关节症状明显	反复发作	非侵蚀性
脊柱炎和（或）骶髂关节病变	偶有，限颈椎	必有功能障碍	腰椎增生唇样变	无	无
高发人群	中年女性	青少年男性	老年	中年肥胖男性	育龄女性

（二）皮肤黏膜损害

多数患者有皮肤黏膜改变，系特异性或非特异性。表现多样，常见的皮肤损害包括多个部位的皮疹、结节、红斑、水肿、溃疡等。皮肤黏膜病变的病理基础是血管炎。

系统性红斑狼疮患者最具特征性的皮肤损害为面部蝶形红斑，口腔黏膜溃疡常见；皮肌炎患者会出现特征性的眶周紫红色斑疹；白塞病以口腔、外阴溃疡、眼炎、皮肤损害为临床特征；类风湿关节炎患者可有皮下结节，多位于肘鹰嘴突、跟腱等关节隆突部及受压部位。部分风湿性疾病特别是系统性硬化症患者可出现因寒冷、情绪激动等刺激，导致发作性的指端皮肤苍白继而青紫再发红，并伴有局部皮温下降、疼痛症状，称为雷诺现象。

（三）其他

很多风湿性疾病，特别是结缔组织病患者会有全身多个系统脏器的损害，临床表现多种多样。肾脏病变相当普遍，系统性红斑狼疮患者几乎100%均有肾脏病理改变，病变种类几乎包括了所有的肾小球病变类型，如纤维化、膜性肾病、肾小球基底膜增厚、淀粉样变等，出现水肿、多尿或少尿、蛋白尿、高血压和急慢性肾衰竭。呼吸系统受累可表现为嗜酸细胞肺部浸润、肺出血、局灶性肉芽肿形成、间质性肺炎和胸腔积液。消化系统受累范围亦广泛，如肝大、黄疸、肝区痛、胃肠道出血，穿孔或肠梗阻，可危及生命。心血管系统的心肌、心内膜、心包、传导系统、动静脉均可受累，临床表现为心脏扩大、心率加快、心瓣膜区收缩期杂音、心包摩擦音、血压高及各种心律失常，严重者有心力衰竭。

二、风湿性疾病常用评估方法

（一）肌力的评估

肌力是指肌肉收缩时所产生的最大力量，对肌力的测定是肢体运动功能检查最基本的方法之一，用以评价神经肌肉功能损害的范围和程度。肌力评定的方法很多，有传统的手法测试、等长测试、等张测试及等速测试，可根据不同情况选用。临床常用手法肌力评定。

临床常用的手法检查及肌力分级法是K.W.Lovett于1916年提出的，以后方法有不断的修改，但基本原则未变。此法检查时要求受试者在一定的姿势下完成标准动作，由测试者用手施加阻力或助力，通过触摸腹肌，观察肌肉对抗肢体自身重力及由测试者施加的阻力而完成动作的能力来评定肌力。

测试操作的一般程序是先将肢体放置到适当姿位，以便当待测的肌肉收缩时，能使远端肢体在垂直面上自下向上运动。必要时由测试者用一手固定近端肢体，然后令试者尽量用力收缩被测肌肉，使远端肢体对抗自身重力做全幅度运动，如能完成，说明肌力在3级或3级以上。应用测试者的另一手在运动关节的远端施加阻力，根据受试者能克服的阻力的大小来判定肌力为4或5级。不能承受外加阻力则为3级。如不能克服重力做全幅度运动，则应调整体位，将肢体旋转90°，使肢体在水平面上运动以消除重力的作用。测试远端肌肉时可稍托起肢体，测试近端肌肉时可在肢体下放置光滑平板，或用带子将肢体悬挂，以消除摩擦力的影响。在此条件下能完成大幅度运动，可判定为2级肌力，如仅有微小关节活动或未见关节活动，但可在主动肌的肌腹或肌腱上扪到收缩感，则为1级肌力，扪不到收缩感觉为0级。在测试3级以下肌力时，为了避免改变姿位的麻烦，也可施加助力，根据所需助力的大小判定为2级或1级肌力（表1-6）。

表1-6　Lovett肌力分级标准

级别	名称	标准	相当正常肌力百分比（%）
0	零（O）	无可测知的肌肉收缩	0
1	微缩（T）	有轻微收缩，但不能引起关节运动	10
2	差（P）	除重状态下可做全关节活动范围内运动	25
3	可（F）	能抗重力做全关节活动范围运动，但不能抗阻力运动	50
4	良好（G）	能抗重力，抗一定阻力运动	75
5	正常（N）	能抗重力，充分抗阻力运动	100

虽然此法分级较粗略，评定时带有测试者主观评价的误差，但应用方便，可分别测定各组或各个肌肉肌力，且分级覆盖0～5级肌力的范围（很多器械检查仅适用于3级以上肌力的测定），故广泛应用于临床实际工作中。

（二）关节活动度的评估

关节活动度（range of motion，ROM）是指关节活动时可达到的最大幅度。关节活动度检查是肢体运动功能检查中最常用的项目之一。

1. 四肢关节活动度的评估

（1）常用测量工具

1）通用量角器检查法：通用量角器在临床上已应用了近100年。通用量角器由半圆规或全圆规加一条固定臂及一条移动臂构成，检查时首先使身体处于检查要求的适宜姿势，在待测关节按待测方向运动到最大幅度时，将量角器圆规的中心点准确地放在代表关节活动中心的骨性标志上，把固定臂对向肢体一端上的骨性标志或沿一端肢体的纵轴位置放置，或处于垂直线水平的标准位置，再将移动臂旋至另一端肢体的骨性标志或此端肢体的纵轴位置平行放置，然后读出所处角度，即为所测关节的活动度。手部关节活动检查可用小型半圆规量角器测定掌指及指间关节屈伸范围（图1-1）。

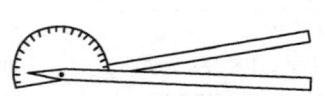 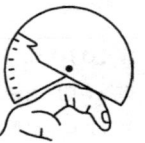

图1-1　关节量角器

Marco提出的改良方法是不用关节旋转中心为标志，只要求标准固定臂和移动臂的方向与关节两端肢体纵轴平行即可。

通用量角器操作简便，读数直接是其优点，至今仍很流行，为广大临床工作者熟悉，缺点是其精确性受二臂长度的限制，加上有时被测者太胖，骨性标志不清楚，使误差增大。

2）方盘量角器检查法：我国上海医科大学华山医院范振华教授在1974年设计了一种方盘量角器。一个正方形，每边长12cm，上有圆形刻度盘的木盘，加一指针及把手构成，根据重垂原理，中心的指针受重力影响永远指向正上方。使用时使待测关节两端肢体处于同一垂直面内，并使待测关节的任一端肢体处于水平或垂直位，另一端肢体在垂直于地面的平面上做待测方向的运动至最大幅度，将方盘量角器的一边紧贴运动端肢体，同时使0°对向规定方向，即可在刻度盘上读出关节所处角度（图1-2）。

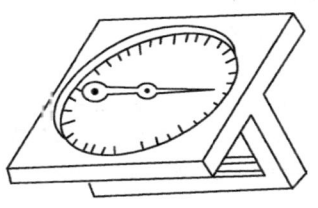

图1-2　方盘量角器

方盘量角器的优点在于不必扪摸骨科标志，操作迅速方便，误差小。目前已有应用重垂原理测出角度后直接以数字显示的电子测角仪应用于临床。

（2）四肢关节活动度的测量：先确定相邻的每一肢段的测量轴线，而且此轴线在活动时不变位。量角轨的轴线与关节轴线应一致或者正确地画投影线于后者，确定所测的运动平面，按常规可选额位、矢位及横位测量。

让被检查者运动其关节,记录关节的活动角度,具体的方法有两种,一是中立位 0°法:先确定每一关节的中立位,以中立位为 0°来计算,中立位必须固定不动。例如肘关节直伸时为中立位 0°,完全屈曲时可到 140°。另一种是邻肢成角法:是以夹角的两个相邻肢段互相移位时形成的角度计算。四肢各关节的正常活动范围见表 1-7。

表 1-7 四肢各关节的正常活动范围

关节名称	正常活动范围
肩关节	屈曲(上臂前举)可达 90°;伸(上臂后伸)可达 45°;外展(肩关节固定)可达 90°;内收时肘部可达前正中线;外旋约 30°;内旋约 80°
肘关节	只能作屈伸运动,握拳屈腕、屈肘时拇指可触及肩部;伸直可成 180°,如超过 180°即为肘关节过伸
腕关节	伸约 40°,屈 50°~60°,外展约 15°,内收约 30°
指关节	各指关节可以伸直,屈指可握成拳
髋关节	屈曲时股前部与腹壁相贴;后伸可达 30°;外展约 60°;内收约 25°;外旋与内旋各 45°
膝关节	屈曲时小腿腓肠肌可与股后部相贴;伸直可达 180°;膝关节在半屈位时,小腿可作小幅度旋转动作
踝关节	立位时足跖部与小腿成直角;背屈约 35°;跖屈约 45°;内翻各约 35°

2. 脊柱关节活动度的评估

(1)颈椎活动度的评估:病人取坐位或站立位,头居正中,两眼平视前方。依次下列动作的检查。

屈曲:检查者通过嘱病人用颏部去触胸前,从而估计颈椎的活动度,正常颈椎可屈曲约 45°,这是患者主动活动的度数。

伸展:检查者嘱患者尽量仰头,正常能后伸约 45°。

侧屈：嘱患者用右耳触碰右肩，左耳触碰左肩，正常两耳至同侧肩峰的距离相等，侧屈约为45°。事先要注意其两肩要等高，动作时肩不可抬起。

旋转：嘱受检者用颏部分别去接触左右肩，但不能抬高肩部去触颏部。正常的旋转每侧约60°～80°。

（2）腰椎活动度的评估：嘱患者取标准的立正姿势，然后依次进行下列动作的检查（需注意，在运动中双足不准移动，双膝不可屈曲，骨盆不可左右旋转）。

腰椎前屈：嘱患者弯腰并力图以手触地，记录屈曲度数，并注意脊柱的形态。正常情况下从直立位到屈曲约有45°活动度。

伸展：嘱患者腰尽量向后弯曲，并在患者后面固定其两侧骨盆与髋关节，以检查其腰部伸。

侧屈：检查者在患者后面固定其两侧骨盆与髋关节，嘱患者分别向左右侧弯腰，以检查脊柱向两边的活动度。正常情况下每侧活动度约为30°。

旋转：检查者像上述一样固定患者两侧骨盆与髋关节，嘱患者肩部分别向左右旋转，正常人躯干旋转度每侧约45°。躯干的旋转包括胸椎和腰椎活动。

3. 关节活动度评估的注意事项

（1）严格按照关节活动度检查的操作常规进行，肢体位置及量角器的放置须尽量准确，以减少误差。

（2）不宜在关节活动度锻炼或按摩后进行检查。

（3）关节活动度有一定个体差异，应做左右对比。

（4）关节的主动与被动活动度不一致时，提示关节外的装置如肌肉、肌腱等存在问题，应分别测量主动关节活动度和被动关节活动度。关节活动度应以被动活动度为准。

(三)疼痛的评估

疼痛是一种令人苦恼和痛苦的感受,它即是一种临床症状,也与社会环境、心理状态密切相关。疼痛既是促使病人就医的一个突出症状,也是造成病人功能障碍的重要原因之一,因此解除疼痛是治疗的重要目标之一,也是改善患者功能障碍的必要前提,因此对疼痛做出"定量"或"定性"的评估有助于治疗方案的制订及治疗效果的评价。

1. 评分法评定疼痛 评分法可对患者的疼痛感受做出比较客观的评价,目前比较常用的疼痛程度评分法有如下2种。

(1)数字评分法:用数字表示疼痛的程度,在一条直线上分段,按0~10分次序评估疼痛程度,0分表示不痛,10分表示剧痛,患者根据自己的疼痛选择合适的评分。

(2)视觉模拟评分法:画一条直线,不作任何划分,仅在直线两端分别注明不痛和剧痛,让患者根据自己对疼痛的感受在线上标记疼痛的程度。

2. Ritchie 关节指数 Ritchie 关节指数是对关节疼痛的一种简便的评分系统,可通过它对各类骨关节疾病如类风湿关节炎、骨关节炎等在康复过程中进行远期评分,以了解疼痛及关节功能改善的程度。表1-8以类风湿关节炎病例关节指数为例,说明关节指数对疼痛评估的应用。

表1-8 类风湿关节炎病例的关节指数

检查的关节	0	+1	+2	+3	关节评分
颞颌关节		+			1
颈椎		+			1

续表

检查的关节	0	+1	+2	+3	关节评分
胸锁关节		+			1
肩锁关节					0
左肩				+	3
右肩		+			1
左肘				+	3
右肘				+	3
左腕				+	3
右腕				+	3
左掌指关节				+	3
右掌指关节		+			1
左近侧指间关节					0
右近侧指间关节					0
左髋关节				+	3
右髋关节				+	3
左膝关节		+			1
右膝关节			+		2
左踝		+			1
右踝		+			1
左距骨下关节				+	3
右距骨下关节				+	3
左跗骨间关节				+	3
右跗骨间关节				+	3
左跖骨			+		2
右跖骨			+		2

注：指数分级：0＝无压痛，+1＝有痛感，+2＝有痛感并回缩，+3＝不但有痛和回缩，还要将压力推开。

3. Hendler 筛选测定 疼痛不仅是生理反应,也是一种心理反应,尤其是慢性疼痛将对患者的心理产生严重的影响。治疗的目的除了恢复患者正常的躯体运动功能,还包括患者心理、社会功能的恢复。通过 Hendler 筛选测定可以对慢性疼痛患者的心理状况进行测试和筛选,它使用 15 组问题对疼痛、用药、嗜好、性生活、工作、收入、压抑性格和自杀意图等进行测定,总分在 18 分以下者,说明患者对慢性疼痛有正常反应,超过 32 分,表明患者不能应对慢性疼痛,需进行心理咨询和治疗(表 1-9)。

表 1-9 Hendler 测试表

测试问题	评分
1. 疼痛是怎样发生的?	
(1)因意外或明确事件的突然发生	0
(2)缓慢发生,无急性发作	1
(3)缓慢逐渐发生,有急性发作史,但无意外	2
(4)突然发生疼痛,但无意外或明确事件	3
2. 痛在何处?	
(1)在一处,有特一性,明确,与解剖分布符合	0
(2)一处以上,每处均明确,与解剖分布符合	1
(3)在一处,与解剖不符,范围不明确	2
(4)说不清,一处以上,与解剖不符,范围不明确,不能用解剖来解释	3
3. 夜间睡熟有困难吗?晚上会醒吗?如果为否,可跳过这一问;如为是,进入以下问题:	
(1)为什么不能睡熟?	
1)因痛而每晚不能睡熟	0
2)因痛而不能睡熟,每周超过 3 次	1
3)因痛而不能睡熟,每周少于 3 次	2

续表

测试问题	评分
4）痛，但不影响睡熟	3
5）不能睡熟，但与痛无关	4
（2）醒的原因	
1）每晚痛醒	0
2）每晚痛醒，每周超过3次	1
3）每晚痛醒，每周少于3次	2
4）醒与痛无关	3
5）睡不安宁，或每晨醒来，可再睡或不再睡，但与痛无关	4
4.天气与痛是否有关？	
（1）冷湿天气，疼痛明显加重	0
（2）冷天或湿天，疼痛明显加重	1
（3）偶尔在冷湿天气加重	2
（4）于天气无关	3
5.痛的类型	
（1）灼痛或锐痛，或刺痛，冷觉或麻木	0
（2）钝痛，偶尔锐痛，但不能用热解除，或痛觉过敏	1
（3）痉挛性痛，胀痛，或麻木，可用按摩或热敷解除	2
（4）无法忍受，但用按摩或热敷能解除	3
6.是否经常有痛？	
（1）经常性持续疼痛	0
（2）经常疼痛，在50%～80%的时间内发生	1
（3）间歇性痛，在25%～50%的时间内发生	2
（4）偶尔发生，少于25%的时间内发生	3
7.运动和位置的改变会发生疼痛吗？	
（1）变换位置或休息后不能缓解	0
（2）站立或行走时冷加剧，睡或休息时可缓解	1
（3）改变姿势或体立，对痛有不同作用	2

续表

测试问题	评分
（4）改变姿势或体位不能改变疼痛	3
8. 在过去一个月内用过什么药？	
（1）未使用过任何药	0
（2）未用过麻醉药，安定药物或抗抑制药	1
（3）使用过麻醉药，安定药物，每周少于3次	2
（4）使用过麻醉药，安定药物，每周多于4次	3
9. 有何嗜好，是否仍参与？	
（1）不能参与	0
（2）减少次数	1
（3）仍能参与，但有些不适应	2
（4）同过去一样参与	3
10. 痛前的性生活如何？目前性生活如何？	
（1）痛前每周3～4次，目前减少50%，往往因痛中断；45岁以上者，每周2次，痛后减少50%；60岁以上者，每周1次，痛后减少50%	0
（2）痛前上述的性调查无困难，性欲无变化	1
（3）性生活无变化	2
（4）痛后不可发生接触，痛前性欲有困难	3
（5）痛前无性接触或无情欲	4
11. 是否仍工作或做家务？	
（1）与痛前一样，每天工作或做家务	0
（2）每天工作，但体力或责任感减少，与痛前两样	1
（3）工作时做时停，或减少家务劳动	2
（4）不工作，家务有别人代做	3
12. 目前收入多少？与痛前或伤前有否差别？	
（1）退休或仍工作，但经济困难，收入比以前少50%	0
（2）不能工作，取救济金，为痛前的75%	1

续表

测试问题	评分
（3）不能工作，无救济金，但伙伴工作，为痛前的75%	2
（4）不能工作，无救济金，但伙伴仍工作，收入为痛前的80%	3
13.有否起诉或被告，有否代理人代办救济金或伤残补贴？	
（1）无申述和代理人	0
（2）诉讼悬挂，但与痛无关	1
（3）作为意外诉讼	2
（4）诉讼悬挂或由律师负责补偿事务	3
14.如果你有三个愿望，你希望什么？	
（1）唯一希望是"消除疼痛"	0
（2）三者之一是"消除疼痛"	1
（3）未考虑消除疼痛，但有特殊愿望，如钱、与伙伴或子女有更好关系等	2
（4）不提痛，也不提个人愿望，如要世界和平等	3
15.本人有否压抑或自杀意愿？	
（1）承认有压抑，或因痛而产生压抑，并伴有咒骂和自杀意愿	0
（2）因痛而产生压抑，有罪或愤恨	1
（3）在痛前有压抑史，或痛前有经济或个人损失，现承认仍有压抑	2
（4）不承认有压抑 咒骂或沮丧	3
（5）在痛前就有自杀意图	4

（四）日常生活活动能力的评估

日常生活活动（activities of daily living，ADL）是指人们为独立生活而每天必须反复进行的、最基本的、具有共同性的身体动作群，即进行衣、食、住、行、个人卫生等的基本动作和技巧。通过ADL评定可以全面而精确地了解患者的日常活动的功能状态，即功能障碍对日常活动的影响,为制订康复目标、康复治疗计划及评价治疗效果提供依据。

ADL评定的内容较多,受患者的个人生活习惯、文化素质、社会文化背景等众多因素的影响,难以制订一个统一完整的标准。应用不同的ADL评定方法对日常生活活动能力进行分级,可以对患者的独立生活能力及功能残损状况做出定量与定性的评估。ADL评定的具体方案或量表很多,较常用的有Bathel指数、PLUSES评价法、功能独立性评定(functional independence measure,FIM)等。以目前临床应用最广泛的ADL评定方法Bathel指数介绍如下。

Barthel指数(Barthel index,BI)是1965年由Zorothea Barthel和Florence Mahoney提出的。评定方法简单,可信度及准确度较高。

BI通过对进食、洗澡、修饰、穿衣、大便控制、小便控制、如厕、床椅转移、平地行走及上下楼梯等10项日常活动的独立程度进行打分以划分ADL功能等级(表1-10)。

表1-10 Barthel指数评定

日常活动项目	独立	需部分帮助	需极大帮助	完全不能独立
进食	10	5	0	
洗澡	5	0		
修饰(洗脸、刷牙、刮脸、梳头)	5	0		
穿衣(包括系鞋带等)	10	5	0	
大便控制	10	5(偶尔失控)	0(失控)	
小便控制	10	5(偶尔失调)	0(失控)	

续表

日常活动项目	独立	需部分帮助	需极大帮助	完全不能独立
用厕（包括便后清洁及整理衣服）	10	5	0	
床椅转移	15	10	5	0
平地行走45m	15	10	5（需轮椅）	0
上下楼梯	10	5	0	

记分为 0～100 分，常分为 100 分，表示受试者基本的日常生活活动功能良好，不需他人帮助能够完全自理，0 分表示功能很差，没有独立自理的能力，根据 BI 记分，可将 ADL 能力分为良、中、差 3 级：

（1）＞60 分为良，有轻度功能障碍，能独立完成部分日常活动，需部分帮助。

（2）60～41 分为中，有中度功能障碍，完成日常生活活动需极大的帮助。

（3）≤40 分为差，有重度功能障碍，大部分日常生活活动不能完全或需他人照料。

BI 不仅能反映出病人治疗前后的功能状态，还可以敏感地反映病情的变化，可以作为预测治疗效果及预后的手段。一项临床结果显示，对于急性脑血管意外和脑脊髓疾病，在发病 1 个月内，住院时 BI 评分为 0～20 分者，35% 将死亡，16% 能返家；而入院时 BI 评分为 60～100 分者，95% 能返家，无一例死亡；BI 评分 40～60 分者能取得最佳的康复效果。

【前沿进展】

风湿性疾病的慢病管理

早在 2006 年卫生部与 WHO 联合发布的《中国慢性

病报告》及《预防慢性病：一项至关重要的投资》中指出，慢性非传染性疾病（简称"慢病"）已经成为21世纪危害人们健康的重要公共卫生问题。

风湿性疾病是典型的慢病，且很多风湿性疾病累及全身多脏器系统，严重威胁人们的健康，致残和致死率高，严重影响患者的身心健康，并给个人、家庭和社会带来沉重的经济负担。国内调查显示，上海市15岁及以上人群关节炎的年疾病经济负担达41.93亿元。而据卫生部统计信息中心的报道，2003年我国仅类风湿关节炎的总经济负担达285.25亿元。根据国外经验，慢病管理是目前防治慢病的最有效的办法。有关风湿性疾病的慢病管理也越来越受到国内外专家的重视。

为了规范系统性红斑狼疮患者的长期管理，2014年国际工作组组织风湿病学、肾脏病学、皮肤病学及临床免疫学等多学科专家与患者代表一起，讨论形成的系统性红斑狼疮管理的4项总原则和11项推荐意见指出：系统性红斑狼疮的管理基于患者和医生的理解共同决策；系统性红斑狼疮患者应该长期规律监测、检查和（或）调整治疗方案。

2013年中国《高尿酸血症和痛风治疗中国专家共识》指出，应鼓励患者重视生活方式改变（包括健康饮食、戒烟酒、坚持运动和控制体重），积极开展患者医学教育，提高患者防病治病的意识，提高治疗依从性。2014年第四届东方痛风论坛，专家指出要加强痛风患者自我管理，提高依从性。欧美风湿免疫专家，针对高尿酸血症和痛风的治疗策略给出的10项推荐意见中6项是关于痛风管理（包括药物治疗和监测）的不同方面，强调在使用降尿酸药物治疗时，须对患者进行有关痛风复发风险和管理的教育。

有效的慢病管理应该是由生物、心理和社会因素组成的综合干预方式,既包括对疾病的管理、又包括对慢病患者对所患慢病的认知、患者因所患慢病而引起的消极心理状态,患者的与所患慢病相关的行为方式等的干预,从而减轻患者的症状,控制病情进一步发展,降低医疗费用,提高病人的生活质量。

近年来,国内已逐渐开始了对风湿病慢病管理的研究与实践。通过建立风湿性疾病患者电子档案,连续追踪、电话随访、心理认知干预、风湿性疾病患者教育咨询门诊、社区延伸服务,还依托区域风湿病网络数据库及远程教育、会诊及患者教育平台,与地区各成员医院及社区共享风湿性疾病患者教育等多种方式综合干预,有效提高了风湿性疾病患者依从性及生活质量。

但国内风湿病慢病管理起步较晚,与国外相比,存在很大的差距,仍需要广大风湿病专科从业人员共同努力,加快风湿病慢病管理的建设与推广。

(谭小波)

第二章 弥漫性结缔组织病患者的护理

第一节 类风湿关节炎患者的护理

【概述】

类风湿关节炎（rheumatoid arthritis，RA）是一种以累及周围关节为主的系统性炎性自身免疫性疾病。临床上以多个关节慢性、对称性、周围性、非化脓性炎症为主要特征。可累及关节外多个器官，导致多系统损害。

类风湿关节炎在我国患病率为0.32%～0.36%，不同民族之间有显著差异。RA在各年龄段均可发病，女性高发年龄为45～55岁。男女比例为1：（2～3）。

【病因】

确切病因目前尚未明确，可能与以下因素有关：①遗传因素；②环境与感染；③内源性免疫因素；④其他因素如性激素、生活方式等。

【病理】

滑膜炎是RA主要的病变，也是关节病变的基础；血管炎则是RA关节外损害的基础，其典型病理改变为坏死性血管炎；类风湿结节也是RA的重要病变，突出表现为肉芽肿形成。

【诊断要点】

1. 临床表现

（1）关节表现

1）晨僵：是 RA 突出的临床表现，可作为观察病情活动及轻重的一个指标。指关节较长时间不运动后出现活动障碍、僵硬感，影响翻身、扣衣扣、握拳等活动，需经过肢体缓慢活动后这种感觉才消失。

2）关节肿胀：多因关节腔内积液或关节周围软组织炎症引起，以手近端指间关节、掌指关节及腕关节受累者最为多见。

3）关节痛：常为最早出现的症状。在疾病早期关节的不对称性疼痛也很常见，但后期常呈对称性发展，为多关节、全身性、慢性、对称性疼痛，以夜间、晨间及关节起动时明显。

4）关节畸形：常出现于病程的中晚期。RA 常见的手和腕部畸形见表 2-1。

表 2-1　类风湿关节炎常见的手和腕部畸形

关节	畸形
掌指关节	尺侧偏斜 掌指关节半脱位
近端和远端指间关节	纽扣花畸形 天鹅颈畸形（图 2-1） 连枷指
腕关节	旋后半脱位 掌侧脱位
拇指	连枷指 纽扣花畸形 鸭嘴兽畸形

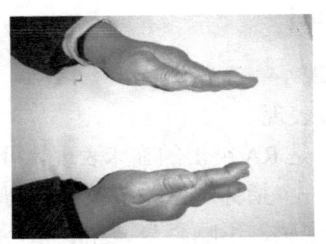

图 2-1 类风湿关节炎天鹅颈畸形

5) 关节功能障碍: 关节肿痛、结构破坏和畸形导致关节活动受限, 影响生活自理能力和工作能力。美国风湿病学会 (ACR) 将关节功能按轻重程度可分为以下 4 级。

Ⅰ级: 能正常地进行各种工作和日常生活活动。

Ⅱ级: 能正常地进行各种日常生活活动和某些特定工作, 其他工作受限。

Ⅲ级: 能正常地进行各种日常生活活动, 不能胜任工作。

Ⅳ级: 各种日常生活和工作活动均受限。

(2) 关节外并发症

1) 早期: 疲倦、乏力、发热、纳差、体重减轻等。

2) 类风湿结节: 是 RA 较特征性的皮肤表现。常见部位为关节伸面、受压部位或经常受到机械摩擦处, 出现类风湿结节提示 RA 病情活动。

3) 心血管疾病: RA 过早死亡的风险主要是由心血管并发症发病率增高导致的。RA 的心血管并发症包括动脉粥样硬化、心肌梗死、充血性心力衰竭、心包炎、心肌炎等。

4) 血液系统疾病: 大部分的 RA 患者存在轻度的正细胞正色素性贫血, 还有部分患者出现血小板增多。

5) 骨质疏松: RA 可因药物、细胞因子等作用而合并全身骨量减少和骨质疏松, 增高应力性骨折发生的风险。

第二章 弥漫性结缔组织病患者的护理

6）肺部疾病：RA的肺部病变与疾病本身及治疗有关，包括胸膜炎、肺纤维化、结节性肺病、肺动脉高压等。

7）其他：部分患者还可出现内脏动脉炎、皮肤溃疡、周围神经病、甲襞梗死、巩膜炎、巩膜外层炎、感染、恶性肿瘤、肾脏淀粉样变、干燥综合征等。

2. 辅助检查 ①血液学检查：血沉（ESR）、C反应蛋白（CRP）、类风湿因子（RF）、抗环瓜氨酸肽（CCP）抗体；②关节滑液检查；③关节影像学检查；④其他：滑膜活检、类风湿结节活检、关节镜检查。

3. 诊断标准 2010年8月，ACR和欧洲抗风湿病联盟（EULAR）共同制定了RA的分类标准（表2-2），与1987年ACR推荐的RA分类标准相比，新分类标准能更早地识别RA患者，有利于早期诊断及治疗。

表2-2 2010年ACR/EULAR的类风湿关节炎分类标准

适用人群：①至少1个关节有明确的临床滑膜炎（肿胀）；②滑膜炎不能用其他疾病进行解释	
评分系统	评分
A. 关节受累情况	
1个大关节	0
2～10个大关节	1
1～3个小关节（伴或不伴大关节受累）	2
4～10个小关节（伴或不伴大关节受累）	3
>10个关节（至少1个小关节受累）	5
B. 血清学检测	
RF和抗CCP抗体均阴性	0
RF或抗CCP抗体低滴度阳性	2
RF和抗CCP抗体高滴度阳性	3
C. 急性时相反应（确诊至少需要1条）	
CRP和ESR均正常	0
CRP或ESR升高	1

续表

适用人群：①至少1个关节有明确的临床滑膜炎（肿胀）；②滑膜炎不能用其他疾病进行解释	
评分系统	评分
D.病程	
＜6周	0
≥6周	1
算法：A～D各项评分相加；积分≥6分可以诊断RA	

【治疗】

本病目前尚无根治方法。治疗目的在于缓解症状、控制疾病发展、改善关节功能。

1. 一般治疗　①休息；②急性期关节制动；③缓解期功能锻炼；④理疗。

2. 药物治疗　遵循早期、联合、规范、强化和个体化的治疗原则。主要治疗用药：①非甾体抗炎药（NSAIDs）是治疗类风湿关节炎的一线药物，具有抗炎、止痛、退热、消肿作用；②改变病情抗风湿药（DMARDs）有改善和延缓病情进展的作用，可抑制关节破坏，但一般起效缓慢，包括非生物DMARDs如甲氨蝶呤、来氟米特，生物DMARDs如依那西普、英夫利昔单抗、阿达木单抗等；③糖皮质激素（GC）具有较强的抗炎作用，能迅速减轻关节疼痛、肿胀，但不能根本控制本病，于DMARDs起效前发挥"桥梁"作用；④其他如植物药常见雷公藤，外用药如双氯芬酸软膏、辣椒碱等，具有局部消炎止痛作用。

3. 非药物治疗　免疫净化治疗、外科治疗等。

【主要护理问题】

1. 疼痛　与炎性反应有关。

2. 躯体移动障碍 与关节疼痛反复发作、关节僵硬及关节、肌肉功能障碍等有关。

3. 有废用综合征的危险 与关节炎反复发作、疼痛和关节功能障碍有关。

4. 自理能力下降/缺陷 与乏力、关节疼痛、功能障碍有关。

5. 预感性悲哀 与疾病久治不愈、关节可能致残、生活质量下降有关。

6. 知识缺乏 缺乏疾病治疗、用药和自我护理知识。

【护理目标】

（1）患者学会减轻疼痛的方法和技术，主诉疼痛缓解或消失。

（2）关节僵硬和受限程度减轻，增强自护能力，提高生活质量。

（3）患者焦虑/恐惧程度减轻，心理和生理舒适感增加，能积极配合治疗及护理。

（4）患者了解疾病相关知识，学会保护关节功能。

【护理措施】

（一）一般护理

1. 心理护理

（1）指导患者对疾病切勿悲观失望，学会自我克制、自我调节，树立战胜疾病的信心。

（2）让患者认识RA，了解相关知识。

（3）鼓励患者表达自身感受。

（4）教会患者自我放松的方法。

（5）鼓励患者多参加集体活动，提高患者自我护理的能力，发挥社会支持系统的作用，使患者保持良好的心态，积极配合治疗和护理，坚持功能锻炼。

（6）针对个体情况进行针对性心理护理。

2. 饮食护理

（1）RA 患者饮食宜清淡、易消化，富含蛋白质、维生素，含钾钙丰富。有贫血者应适当增加含铁食物，如黑木耳、海带、紫菜、口蘑、豆腐皮、鸡血等。

（2）戒烟，少吃辛辣、刺激性食物。

（3）控制体重，避免进食高热量、高脂肪饮食，如白酒、高糖、油炸食品，以免增加关节的负荷。

（4）患者的多数饮食应来自全谷物食品、新鲜蔬果、豆类、种子和坚果。鱼油中含有较多 ω-3 脂肪酸，可以改善关节评分，还能减少早期 RA 患者的心血管风险因素。有证据支持含有抗炎成分的食物联合鱼油使用可改善血清的炎性标记物和临床症状，抗炎成分包括纤维（全谷食物、蔬果、大豆和豆类），异黄酮（大豆和豆类），类胡萝卜素（蔬菜、番茄、橘子汁、菠菜、甘蓝），异黄酮（柑橘类水果、番茄），植物激素（豆类、蔬菜），单不饱和脂肪酸（橄榄油、菜籽油）、富含益生菌的食品（酸奶）等。

3. 环境与休息

（1）居住环境应干燥、安静、阳光充足、通风良好，切勿住在阴暗潮湿的地方。

（2）生活应有规律，避免劳累，多晒太阳，注意保暖，随季节变化调整穿着。

（3）病情急性活动期患者应卧床休息，限制受累关节活动，保持关节功能位，但不宜绝对卧床，卧床休息以 2～3 周为宜。

（4）症状减轻，疼痛缓解时，可逐步下床，适当活动，逐渐加强关节功能锻炼。稳定期或缓解期患者应进行适当的锻炼。

(二)专科护理

1. 常见症状的护理 见表 2-3。

表 2-3　类风湿关节炎常见症状的护理

关节肿痛	评估患者关节疼痛的部位、程度、性质及持续时间,关节肿胀和活动受限的程度 创造安静舒适的休息环境,避免过度嘈杂 采取合适的体位,避免疼痛部位受压,如病情允许,可协助患者取俯卧位,伸展下肢,放松全身肌肉以达到减轻疼痛的目的 教患者使用放松技巧,转移注意力 根据病情给予冷热敷、温水浸泡、理疗等 休息肿痛关节,避免诱发因素 遵医嘱给予药物镇痛,并评价其疗效
晨僵	评估晨僵程度、持续时间 晨起用热水浸泡僵硬的关节 睡眠时戴弹力手套保暖疼 痛者可遵医嘱服消炎止痛药
疲劳	评估患者疲劳的程度、持续时间 保持规律的作息,避免熬夜、过度用脑、长时间活动 有睡眠障碍者,给予对应的指导
睡眠障碍	评估患者睡眠障碍的类型、原因 限制喝含有酒精、咖啡、浓茶等有中枢兴奋作用的饮料 遵医嘱服用镇痛消炎药、镇静剂,观察药物效果及不良反应 教会患者冥想、放松的技巧
关节畸形、功能障碍	评估患者关节畸形程度及关节功能 正确按医嘱服药,阻止骨质继续破坏 鼓励患者完成力所能及的工作 提供补偿性生活护理 注意安全,防止跌倒 卧床患者定时翻身,防止压疮

续表

抑郁	评估患者抑郁的程度、近期发生的压力事件及应对方式
	防自伤、自杀、出走
	主动关心患者,重视患者的感受
	帮助患者正确认识疾病,在面对压力事件时采取适当的应对方式
	鼓励患者参与集体活动,主动寻求社会支持

2. 功能锻炼 RA 患者进行功能锻炼的目的在于维持关节的正常生理功能,最大限度地保持日常生活和工作能力。功能锻炼要遵守循序渐进、量力而行、持之以恒的原则,锻炼前应充分准备活动,强度以不引起关节疼痛加重为度。关节功能锻炼方案见表 2-4。

表 2-4 类风湿关节炎患者关节功能锻炼方案

急性期	卧床休息为主
	症状减轻后进行四肢的主动或被动运动
缓解期	每天定时做全身和局部相结合的关节运动
关节功能 4 级	保持关节于功能位制动休息,避免受压和负重
	进行力所能及的肌力锻炼和小幅度屈伸活动
	辅助热敷、按摩和适当的被动活动
	必要时小夹板短时间固定
关节功能 2 级、3 级	生活尽可能自理
	动作幅度及时间依据身体状况而定,以不感劳累和疼痛为度
	活动前先进行局部热敷和按摩,然后轻拉肢体,尽量维持在功能位
	每天全面关节体操 2～3 次:①指关节,用力握拳、合掌、对指运动,手指平伸紧贴桌面;②腕关节,双手合掌,反复交替向一侧屈腕,扶物体练习旋腕;③肘关节,两臂向前或两侧平举,用力握拳屈肘尽量达肩高,然后伸肘伸拳,反复练习;④肩关节,练习梳头、用手

第二章 弥漫性结缔组织病患者的护理 43

续表

关节功能2级、3级	摸对侧耳朵，滑轮拉绳练习，两手分别从一侧颈旁及另一侧腋下向后伸，努力在背部相扣；⑤踝关节，取坐位练习屈伸、旋转动作；⑥膝、髋关节，原地踏步、滚圆木 逐级上下楼梯，抬腿练习，下蹲训练
关节功能1级	关节体操 日常生活的训练包括手指的抓、捏、握等练习 骑自行车、游泳、散步、打太极拳等活动 回归正常的工作生活 注意保暖、避免小关节的负重创伤 在康复科医生的指导下进行物理治疗

3. 用药护理

（1）应告知患者坚持正规用药的重要性，在用药过程中不宜轻易换药、轻易停用。

（2）讲解用药方法及注意事项，提高患者依从性。

（3）观察药物疗效及副作用。常用药物副作用及护理措施见附录。

（三）健康宣教

健康宣教见表2-5。

表2-5 类风湿关节炎患者的出院宣教

饮食	合理饮食，以清淡、易消化，富含蛋白质、维生素，含钾钙丰富为宜 忌辛辣、刺激性食物 禁酒；避免肥胖
避免诱因	避免寒冷、潮湿、感染、过劳等诱发因素 保持情绪乐观开朗、保证良好的睡眠
药物	遵医嘱坚持正确服药，了解药物副作用，提高依从性
保护、恢复关节功能	养成良好的生活习惯，在医护人员指导下有计划地进行功能锻炼

续表

保护、恢复关节功能	经常地、规律地将关节进行最大范围的活动
	衣服应舒适、轻巧和容易穿脱
	餐桌和办公桌应调节到合适的高度,不宜选用太软和太矮的椅子
	取物时应先蹲下,避免频繁弯腰
	避免长时间保持一种姿势或动作
	乘坐交通工具或看电影、长途旅行,选择靠过道的座位,以利于有更多的空间活动四肢
	不用手指长时间提拿、握持重物,最好选用肩挎包
自我监测	学会自我病情监测,病情加重时,及时就医,以避免重要脏器受损
复查	门诊随访,定期复查

(四)并发症的处理及护理

并发症的处理及护理见表 2-6。

表 2-6 类风湿关节炎并发症的处理及护理

常见并发症	临床表现	处理
内脏血管炎	多系统损害,如头痛、发热、胸闷、心前区疼痛、咳嗽、呼吸困难、消化道出血等	评估患者临床表现 出现异常情况,给予针对性的处理
淀粉样变	可累及几乎所有器官,以肾脏病变为最突出,表现为蛋白尿、肾病综合征、肾衰竭	关注患者主诉,了解出入量 监测肾功能、电解质 低盐优质蛋白低磷饮食 注意休息,必要时卧床休息 防止感染

【特别关注】

(1) RA 患者的服药指导。

(2) 坚持功能锻炼。

（3）日常关节功能保护和恢复。

【前沿进展】

新的治疗规范和卫生保健机构组织的发展让护士的角色发生了重要的转变。在欧洲的一些国家，护士为关节炎患者提供自我管理支持、健康教育和咨询、关节腔内注射、对用药进行监测和推荐、转诊至其他专业人员、收住院、开通咨询热线、体格检查等服务。此外，护士主导的慢病管理门诊已在多个国家建立，被证明能够改善患者健康结局，并具成本优势。2012年EULAR发布了护士在慢性炎性关节炎管理中角色的10条推荐，并提出未来的研究方向是护士主导的干预对患者自我管理、自我效能、就业、社会参与、并发症预防等方面的作用及对一系列健康结局的长期效果，并兼顾成本效益。随着信息技术的发展，移动健康管理逐渐应用于慢性病患者的自我管理干预上，包括网页、智能手机应用、社会网络工具、在线游戏、动画等。信息技术的优点是比传统的干预更具灵活性，患者可以自由选择接受健康信息和资源的时间和地点，体现了以患者为中心的思想。目前对信息技术在自我管理干预中的运用研究还处于初期，不过就已有的研究结果来看，其前景值得期待，在进一步的研究中，需要健康专业与信息技术专业人员的密切合作，充分地发掘这种新模式的潜力。

【知识拓展】

用户健康信息学与RA的慢病管理

近来，越来越多的人意识到了信息通信技术（information and communication technology，ICT）和电子医疗在满足卫生保健服务对象健康需求上的潜力，相关的领域被称为用户健康信息学（consumer health informatics，CHI）。CHI 在为患者和公众提供健康信息方面有着十分重要的作用，它能促进用户的自我照护、决策、健康行为、同伴信息交换以及社会支持。根据美国医学信息学协会（AMIA）的定义，CHI 是医学信息学的亚专业，是从患者/用户的角度来研究信息和通信的应用，以改善医疗结局、优化卫生保健决策过程。CHI 是一种电子工具、技术或系统，它与使用健康信息的用户进行互动，用户提供自己的健康信息给 CHI 系统，同时也从系统或工具接受个体化的健康信息。大多数患者/用户希望能够承担有关健康的责任，而卫生服务提供者则希望能够充分鉴别患者及其家庭的潜力，这些需求与互动信息技术解决方式的出现相一致。此外，给用户提供更多的信息有助于提高照护质量并通过让用户及其家庭充分意识到自我照护的潜力来节约成本，以及卫生系统承受的成本控制压力，都促进了 CHI 的发展。信息技术和消费主义共同促进了卫生保健系统的信息化，据此患者能够运用 ICT 进行自我管理、获取健康信息，进而更高效地利用卫生资源。研究显示，CHI 工具对医患双方均有利，它们能够通过提醒和教育提示促进患者的自我管理，为患者和照护者提供实时的健康数据，以方便获取的形式贮存个人健康信息。此外，CHI 工具还能收集和整合来自不同卫生保健资源的数据，作为一个综合资源呈现给患者和卫生保健提供者。目前，CHI 的应用包括智能手机应用软件、自我管理系统、个人电子健康记录、同伴交互系统、远程医疗和在线学习、移动健康、邮件和短信等。综上所述，在疾病管理中使用运用 CHI 具有灵活、便利、高效的优点，与目前提倡的以患者为中心的疾病管理方式相辅相成，不仅能促进患者的自我管理、改善结局，还能增加照护提供者之间、医患之间的沟通交流,提高卫生资源的利用效率、节约成本,可能成为我国 RA 疾病管理的新的解决方法。

(陈妍伶　王　英)

第二节　RS3PE 综合征患者的护理

【概述】

RS3PE 综合征,即缓和的血清阴性的对称性滑膜炎伴凹陷性水肿(remitting seronegative symmetrical synovitis with pittingedema),也有人称血清阴性滑膜炎综合征,是一种临床少见的疾病,以手、足屈(伸)肌腱鞘滑膜炎症性水肿为主要表现。1985 年,该病由 McCary 等首先报道,遂引起了各国风湿病学者的注意,RS3PE 综合征是一种特殊类型的以关节炎为主要表现的风湿性疾病,发病年龄多超过 55 岁,平均年龄 69 岁,偶可见于青壮年。男女比例约为 2∶1,男性患者多见。

【病因】

病因未明,有以下几种可能:①环境因素;②感染因素;③遗传因素;④季节因素;⑤神经传导物质紊乱。

【病理】

该病起病急,进展快,其基本病理改变为滑膜炎,以屈(伸)肌腱鞘滑膜的炎症为其显著特点。有学者认为,可能与人类白细胞抗原 B7 和 A2 单倍体高度相关,且 B62、Cw7 和 Dw2 频率高。血管内皮生长因子可能是导致该病血管增殖(滑膜炎)和血管通透性增加(皮下水肿）病理改变的主要因素。

许多学者认为 RS3PE 综合征与多种疾病，包括自身免疫性疾病和恶性肿瘤相关。

【诊断要点】

1. 临床表现

（1）关节表现

1）对称性周围关节滑膜的急性炎症：为典型表现，尤其是腕关节、手掌屈肌腱鞘及手小关节的炎症，表现为关节的疼痛和僵硬，双侧肘、肩、髋、膝、踝及足关节均可受累。按受累的概率依次为掌指关节（MCP）、近端指间关节（PIP）、腕关节、肩关节、膝关节、踝关节和肘关节。起病急，进展快，常累及手和足的关节附件，表现为受累关节夜间痛及晨僵，多数患者膝关节的滑膜炎可产生疼痛，但无渗出。

2）水肿：在指、趾肌腱背侧出现可凹陷性水肿，常呈对称性，影响握拳，且手、足背同时出现水肿，另有一些患者则只有手背水肿。部分患者因双手背显著的屈肌腱鞘炎症，因而产生腕管综合征。少数患者表现单侧受累，非对称性，甚至为单侧下肢受累。

（2）关节外表现：一般无系统症状，仅 9% 的患者有全身乏力明显，有时有发热、倦怠。部分患者有近侧肌肉疼痛或近侧肢带肌肉疼痛和僵硬，有时伴有关节炎性皮疹。

2. 辅助检查 ①常规检查及非特异性炎症的检查；②自身抗体检查；③ HLA 检查；④滑液及滑膜检查；⑤ X 线检查。

3. 诊断标准 本病无诊断"金标准"，国内多数学者认为 RS3PE 综合征主要诊断条件：①老年起病（年龄

第二章 弥漫性结缔组织病患者的护理

>50岁);②急性发作的对称性关节炎,伴肢端凹陷性水肿;③非侵蚀性关节炎;④类风湿因子和抗核抗体阴性;⑤糖皮质激素有良好效果,并可长期缓解。诊断主要与类风湿关节炎和风湿性多肌痛相鉴别。

【治疗】

治疗主要为对症处理,用小剂量激素、羟氯喹、非甾体抗炎药和慢作用药均有效。小剂量激素可以产生显著的治疗效果。也常用抗疟药及小剂量皮质激素合并使用。慢作用药一般选用副作用较少者,如甲氨蝶呤或柳氮磺吡啶,但不主张长期应用,一旦症状控制即可考虑停药。此类药物相对作用较慢。非甾体抗炎药效果较差。也有人采用秋水仙碱治疗。部分患者24小时内症状好转,多数患者2周内好转。RS3PE综合征预后良好,但部分患者数年后可发展为血清阴性脊柱关节病、干燥综合征、复发性多软骨炎、结节性多动脉炎等。

【主要护理问题】

1. 疼痛 与多关节肿胀疼痛有关。

2. 生活自理能力下降/缺陷 与多关节肿胀疼痛、活动受限有关。

3. 体液过多 与手足关节水肿有关。

4. 焦虑 与患者RS3PE综合征认识不够、治疗疗效不明显、担心预后有关。

5. 知识缺乏 缺乏疾病及相关治疗药物及功能锻炼方面知识。

【护理目标】

(1)患者关节肿胀疼痛感减轻或消失。

(2)生活能自理。

(3)患者焦虑程度减轻,配合治疗及护理。

(4)患者掌握疾病相关知识,包括常用药物的使用方法及副作用、功能锻炼的方法。

(5)患者能定期进行医学随访。

【护理措施】

(一)一般护理

1. 一般护理常规

(1)严密监测生命体征变化,如合并有全身表现的患者应注意监测体温变化,出现发热及时处理,减轻患者症状。

(2)如患者出现皮疹,应注意保护皮肤,宜穿着柔软、舒适棉质衣物;嘱患者勿抓挠局部,并保持局部清洁,用温凉清水清洁,避免肥皂等刺激皮肤。

(3)对关节活动受限,生活不能完全自理者,协助生活护理。患者症状一旦缓解,鼓励其生活自理,提高其自我护理能力。

(4)疾病活动期应卧床休息,卧硬板床,枕头不宜过高,限制受累关节活动,维持关节功能位。

(5)饮食以易消化富含营养食物为主,并嘱患者少食辛辣刺激、生冷油腻、海产品及过咸过甜食物。鼓励患者多吃苦瓜、丝瓜、马齿苋、山药,以缓解关节肿胀,健脾利湿;多食瘦肉、鸡蛋、木耳、香菇,以提高机体免疫力。

2. 病情观察

(1)应注意观察关节肿胀、疼痛及关节功能的变化,尤其注意关节的活动度,有无僵硬、强直、关节周围肌肉萎缩等现象。

(2)注意有无脉管炎及其他关节外的表现,如雷诺

第二章 弥漫性结缔组织病患者的护理

现象、贫血、淋巴结肿大、皮肤慢性溃疡、神经病变、肌炎、心包炎、胸膜炎、肉芽肿性肺炎等。

3. 心理护理

（1）解释 RS3PE 综合征的相关知识，包括疾病的发生、发展、转归的过程，让患者了解此病是可以治愈的，增加患者的治疗信心。

（2）鼓励患者表达自身感受，对有不良情绪的患者及时进行心理疏导。

（3）教会患者自我放松的方法。

（4）针对个体情况进行针对性心理护理。

（5）帮助患者建立社会支持系统，鼓励患者家属及亲友、病友给予患者关心和支持。

（二）专科护理

1. 疼痛护理

（1）评估患者的关节疼痛部位、性质、持续时间，关节肿胀和活动受限的程度。

（2）为患者创造安静、舒适、整洁的病房环境。

（3）注意关节保暖，指导患者卧床休息时，保持最佳的肢体功能位置。

（4）仰卧位时，协助患者前臂保持外旋，髋关节、膝关节尽量伸直，膝下不垫枕头等物，足尖避免被褥压迫，大腿保持中立位，同时协助患者变换体位，防止压疮发生。

（5）同时遵医嘱合理使用镇痛药物，并评价其疗效。

（6）教会患者疼痛放松技巧，转移注意力。

2. 药物护理

（1）评估患者对所用药物的了解程度及治疗的依从性。

（2）指导患者正确服药，告知患者用药注意事项。告知患者在用药过程中不要轻易换药，轻易停药。

(3)注意观察药物反应及副作用。

3. 功能锻炼(表 2-7)

表 2-7 RS3PE 综合征患者功能锻炼

急性期	患者疼痛表现明显、不愿活动,可采取适当的卧位避免关节功能的障碍
急性症状控制后	鼓励患者尽早进行关节功能锻炼,防止肌肉挛缩、关节废用畸形
	为患者制订锻炼计划,并指导家属积极参与共同实施
	指导患者进行手指、腕、肘、膝、踝关节的屈伸运动
	早晚各 1 次,每次 20min
	嘱患者每日取仰卧位 3 次,每次 10~20min,使躯体和四肢得到伸展
	做深呼吸,改善心肺功能

(三)健康宣教

RS3PE 综合征经药物治疗后症状一旦改善,可获得完全和持久的缓解,不遗留功能损害,多数患者可有手和腕部轻微的、非症状性残存的屈曲挛缩。其健康宣教见表 2-8。

表 2-8 RS3PE 综合征患者出院宣教

关节功能锻炼	指导患者在日常生活中多做手指的抓、握、捏等练习;同时注意避免关节过度活动及负重,注意局部保暖,防止受凉,防止患部慢性刺激或外部撞击
	可以参加游泳、骑车、散步、打太极拳等活动
	可在康复科医生指导下进行物理治疗,如冷热疗、磁疗、红外线疗、针灸疗法等
药物与复查	告知患者坚持正确服药,不要自行停药或减量,定期门诊随访
	向患者及家属详细介绍所用药物的名称、剂量、给药时间和方法,并教会其观察药物疗效和副作用
	强调定期门诊复查的重要性

第二章 弥漫性结缔组织病患者的护理 53

续表

并发症的监测	因该病有合并肿瘤、血液系统疾病的可能,告之患者应该至少每 6 个月进行 1 次肿瘤标志物的监测,以便早期发现、及时处理。如发现精神差、发热、体重下降、淋巴肝大体征时,应及时就诊

【特别关注】

（1）RS3PE 综合征患者的心理护理。
（2）RS3PE 综合征患者的功能锻炼及出院指导。
（3）RS3PE 综合征患者的定期医学随访。

【前沿进展】

随着国内外风湿病学专家对 RS3PE 综合征的深入研究，有学者认为 RS3PE 综合征不是一种疾病，而是一种综合征。对 RS3PE 综合征的认识时间还短，发病机制了解不够，诊断标准还需进一步统一，因此对于疾病的护理还在进一步探索，还需进一步完善。

【知识拓展】

RS3PE 综合征与肿瘤

多数学者认为本病是类风湿关节炎的特殊类型，但另有文献报道：该综合征可能是伴手足水肿的风湿性多肌痛的"流产型"，两者流行病学、临床表现及手足磁共振表现有很多相似之处。此病伴肿瘤发生率很高，有学者提出 RS3PE 综合征可能是一种副肿瘤综合征，出现系统性症状和体征者，如体重下降、乏力、发热，对糖皮质激素反应不佳者，临床上高度提示为肿瘤。确诊肿瘤的时间距 RS3PE 的诊断时间可从数月至数年，甚至更长时间，已报道的实体肿瘤有前列腺癌、膀胱癌、胃癌、结肠癌、直肠癌、肝癌、胰腺癌、子宫内膜腺癌、卵巢癌等，肿瘤切除后，RS3PE综合征的临床症状可以完全缓解；血液系统肿瘤包括非霍奇金淋巴瘤、慢性淋巴细胞白血病和骨髓增生异常综合征（MDS）。对RS3PE综合征患者临床高度怀疑肿瘤者应严密随诊，积极寻找肿瘤的证据，以利于早期针对性治疗。

目前对RS3PE的看法大多数认为是一种临床综合征，可分为原发性和继发性。原发的RS3PE综合征原因不明，并且对激素的治疗效果良好，大多数可以缓解，复发少，预后良好。现在越来越多的报道RS3PE综合征是继发于多种其他疾病，常见有：①感染，如链球菌感染；②风湿性疾病，如干燥综合征、强直性脊柱炎、结节病、类风湿关节炎等；③血液系统疾病，如慢性淋巴性白血病、MDS等；④实体肿瘤，如恶性淋巴瘤、膀胱癌、前列腺癌、卵巢癌等；⑤其他，如淀粉样变。有学者将RS3PE综合征合并肿瘤称之为副癌RS3PE综合征。合并肿瘤的RS3PE综合征的临床特点：①全身症状较重，如发热、体重下降、淋巴结肿大；②对糖皮质激素反应效果差；③可以随着肿瘤的缓解和复发而缓解和复发；④可出现血象的改变和LDH增高。

RS3PE综合征是一种异质性临床综合征，临床可合并肿瘤，治疗期间应密切随诊，出现关节外多系统受累表现者应高度警惕肿瘤的可能。

（邓 蓉）

第三节 系统性红斑狼疮患者的护理

【概述】

系统性红斑狼疮（systemic lupus erythematosus，SLE）

是一累及全身多个系统的自身免疫性疾病，血清中出现多种自身抗体，并有明显的免疫紊乱。

SLE 的患病率在全球范围内报道不完全一致，美国人群患病率为 14.6～50.8/10 万人，国内报道的患病率为 70/10 万人。本病多发于青年女性，好发年龄为 15～35 岁，更年期前男女比例为 1∶7～1∶9，也可见于儿童和老年人群，其男女比例为 1∶2～1∶3。

【病因】

病因尚不明确，与多种内外因素有关：①遗传因素；②雌激素；③环境因素：感染、日光（紫外线）、食物、药物和毒物等。

【病理】

SLE 的损伤组织一般表现为炎症及炎症后病变，以血管炎或血管病变尤为突出，可出现在身体任何部位。

（1）基本病理改变—结缔组织纤维蛋白样变性、结缔组织黏液性水肿、坏死性血管炎。

（2）特征性病理学改变—苏木紫小体、"洋葱皮样"病变、疣状心内膜炎。

（3）肾脏的病理学改变—肾活检几乎 100% 的 SLE 患者肾脏均有病理改变。

2003 年国际肾脏病协会（ISN）及肾脏病理学会工作组（RPS）根据电镜和免疫荧光检查的特点，将 SLE 的肾损害分为六型，见表 2-9。病理分型对于估计预后和指导治疗有积极的意义，通常Ⅰ型和Ⅱ型的预后较好，Ⅳ型和Ⅵ型预后较差。

表 2-9 狼疮肾炎病理分型

病理分型	病理表现
Ⅰ型	系膜轻微病变性 LN，光镜下正常，免疫荧光可见系膜区免疫复合物沉积
Ⅱ型	系膜增殖性 LN，系膜细胞增生伴系膜区免疫复合物沉积
Ⅲ型	局灶性 LN（累及＜50% 肾小球）
Ⅲ(A)型	活动性病变：局灶增殖性
Ⅲ(A/C)型	活动性伴慢性病变：局灶增殖硬化性
Ⅲ(C)型	局灶硬化性
Ⅳ型	弥漫性 LN（累及≥50% 肾小球）。S(A)：节段增殖性；G(A)：球性增殖性；S(A/C)：节段增殖和硬化性；G(A/C)：球性增殖和硬化性；S(C)：节段硬化性；G(C)：球性硬化性
Ⅴ型	膜性 LN，可以合并发生Ⅲ型或Ⅳ型，也可伴有终末性硬化性 LN
Ⅵ型	终末性硬化性 LN，≥90% 肾小球呈球性硬化

【诊断要点】

1. 临床表现

（1）全身症状：发热、体重下降、疲倦乏力。发热往往提示 SLE 处于活动期，热型不规则，急起高热或长期低热，可为唯一首发症状，畏寒、寒战则少见，除了伴有感染。

（2）皮肤黏膜：80% 病人有皮肤黏膜的损害，呈对称性，包括面部蝶形红斑、盘状红斑、皮肤红斑如手指末端和指甲周围皮肤红斑、手掌尤其小鱼际部位斑点状红斑，及常见于下肢的紫癜、网状红斑等。此外还可见雷诺现象、口腔溃疡、指端和其他部位溃疡、坏疽、弥漫或斑秃状脱发（狼疮发）等。

(3)肌肉和骨关节：85%关节受累，多为对称性、游走性关节疼痛，不伴骨质侵蚀、软骨破坏及关节畸形。40%肌肉受累，表现为肌痛和肌无力，此外，长期使用激素者，5%～8%发生肱骨头或股骨头无菌性坏死。

(4)肾脏：几乎100%患者均有肾脏受累，称为狼疮肾炎（lupus nephritis, LN），其中45%～85%的病人有临床症状，出现蛋白尿、血尿、管型尿、水肿、高血压、血尿素氮、肌酐增高等表现。LN晚期可发展为尿毒症，是SLE常见死亡原因之一。

(5)心脏：约10%患者可累及心肌，表现为心肌炎，也可累及心包、心内膜。可表现为心包积液、心肌炎、心内膜炎（非细菌性疣状心内膜炎）、心律失常、心绞痛、心梗、高血压等。

(6)肺：可表现为急性狼疮性肺炎、慢性狼疮性肺炎（可发展为肺间质纤维化）、胸膜炎、少或中量胸腔积液。10%～20%SLE患者存在肺动脉高压。约2%的患者会合并弥漫性肺泡出血（DAH），表现为咳嗽、咯血、低氧血症、呼吸困难等。病情凶险，病死率高达50%以上。

(7)消化系统：可出现急性腹膜炎、胰腺炎、胃肠炎及由于肠壁或肠系膜的血管炎造成的胃肠道出血、坏死、穿孔、肠梗阻等。

(8)血液系统：常表现为慢性贫血、白细胞和（或）血小板的减少、轻中度淋巴结肿大等，其中6%～15%属于自身免疫性溶血性贫血。

(9)神经系统：约20%患者有神经系统损害，可累及神经系统任何部位，表现为各种精神异常、认知功能障碍、癫痫发作，甚至昏迷、脑血管意外等，又被称为神经精神狼疮（neuropsychiatric lupus, NP-SLE），提示病变活动、病情危重，预后不良，是SLE常见死亡原因之一。少数患者出现脊髓损伤，表现为截瘫、大小便失禁等。

（10）其他：约15%病人有眼部受累，如眼底出血、视盘水肿、视神经炎等。SLE病人还可出现抗磷脂抗体综合征（antiphospholipid antibody syndrome，APS），表现为动脉和（或）静脉血栓形成、习惯性自发性流产、血小板减少等。

2. 辅助检查

（1）一般检查：血常规、小便常规、24小时尿蛋白定量、肝肾功能等。

（2）自身抗体：ANA对SLE的诊断具有敏感度高，特异性低的特点，是SLE的筛选试验，90%以上的患者血清中抗核抗体阳性；抗ds-DNA抗体是诊断SLE的标记性抗体之一，其滴度与疾病活动性密切相关；抗Sm抗体特异性为99%，敏感性为25%，可作为诊断SLE的标记性抗体，但与疾病活动性不相关。此外病人血清中还可出现其他多种自身抗体如：抗磷脂抗体、抗rPNP抗体、抗rRNP抗体、抗SSA/Ro抗体、抗SSB/La抗体等。

（3）其他检查：血沉、C反应蛋白、血清补体CH50（总补体）、C3、C4等。

3. 诊断标准 目前临床普遍采用美国风湿病学会（ACR）1997年推荐的SLE分类标准，其敏感性为95%，特异性为85%。该分类标准所列的11项中符合4项或4项以上者可诊断为SLE。①面部蝶形红斑；②盘形红斑；③光敏感；④口腔或鼻咽部溃疡；⑤非侵蚀性关节炎；⑥浆膜炎；⑦肾脏病变；⑧神经系统异常；⑨血液系统异常；⑩免疫学异常：抗ds-DNA抗体阳性，或抗Sm抗体阳性，或抗磷脂抗体阳性（包括抗心磷脂抗体，或狼疮抗凝物,或至少持续 6 个月的梅毒血清试验假阳性三者中具备一项阳性);⑪抗核抗体:免疫荧光抗核抗体滴度异常或相当于该法的其他试验滴度异常,排除药物诱导的"狼疮综合征"。

【治疗】

1. 一般治疗　①急性活动期以卧床休息为主,慢性期可适当参加工作学习,注意劳逸结合;②积极避免各种诱因,如环境、食物、药物等;③有感染时积极治疗;④积极治疗各种并发症。

2. 药物治疗　主要治疗用药:①非甾体类抗炎药:适用于轻症病例,有发热、关节肌肉痛,浆膜炎表现;②抗疟药:控制皮疹和光敏感及关节症状有一定效果,包括氯喹和羟氯喹;③糖皮质激素:糖皮质激素是治疗 SLE 的首选药物,可改变 SLE 的预后,适用于急性暴发性狼疮,系统脏器受累者,一般选用泼尼松或甲泼尼龙;④免疫抑制剂:应与激素合用,用于重型病例,病情易复发者,常用药物包括环磷酰胺、硫唑嘌呤、环孢素 A、吗替麦考酚酯等;⑤生物制剂:目前用于 SLE 治疗的生物制剂主要有利妥昔单抗、贝利木单抗、阿巴西普、依帕珠单抗。主要作用机制为干扰免疫应答。

3. 其他治疗　包括大剂量丙种免疫球蛋白静脉注射、血浆置换、免疫吸附、骨髓干细胞移植等。

【主要护理问题】

1. 皮肤/黏膜完整性受损　与血管炎性反应有关。
2. 体温过高　与病情活动或感染有关。
3. 疼痛　与关节病变有关。
4. 体液过多　与低蛋白血症或多浆膜腔积液有关。
5. 自我形象紊乱　与容貌体型改变有关。

6. 有感染的危险 与大量使用激素及免疫抑制剂有关。

7. 焦虑 与疾病久治不愈,自我形象紊乱有关。

8. 知识缺乏 缺乏疾病治疗、用药和自我护理知识。

【护理目标】

(1)保持皮肤黏膜完整,患者学会皮肤保护的方法。

(2)体温恢复正常,患者感觉舒适。

(3)患者水肿减轻或消失,出入量平衡。

(4)主诉疼痛减轻或消除,能运用有效方法减轻或消除疼痛。

(5)积极控制感染或未发生感染。

(6)焦虑减轻,能积极配合治疗护理。

(7)了解疾病知识及自我护理要点。

【护理措施】

(一)一般护理

1. 病情观察 严密观察病情变化,定时巡视,做好护理记录。注意观察患者意识、面色、生命体征等情况,有肾功能损害者,注意观察血压、24h出入量、体温、脉搏、呼吸、心率等变化,出现病情变化时应及时报告医生并做好相应的处理。

2. 皮肤护理

(1)光过敏者勿阳光照射,外出宜用避阳伞或戴宽檐帽,穿长袖衣和长裤保持皮肤清洁、干燥。

(2)给予足够的营养和水分。

(3)对卧床病人应按摩骨隆突处,定时翻身,并提供气圈、气垫等减压设备。

第二章 弥漫性结缔组织病患者的护理

（4）避免皮肤接触刺激性物品，避免接触某些化学制品如染料、防腐剂等含芳香胺和肼的物品，正确选用护肤品。

（5）指导病人避免引起脱发加重的因素，如染发、烫发等，减少洗发次数，建议病人脱发时剪成短发，可应用头巾、帽子、假发等。

3. 饮食护理

（1）多食牛奶、鸡蛋、瘦肉等优质蛋白饮食，给予低脂肪、低盐、低糖、富含维生素的饮食，补充钙质，防止糖皮质激素造成的骨质疏松。

（2）忌食无花果、芹菜、苜蓿、磨菇、烟熏食物，少食辛辣食品。

（3）戒除烟酒。

（4）肾功能不全时给予低盐、低蛋白饮食，心力衰竭时给予低盐、少量易消化清淡饮食，有胃肠道症状者给予低脂、无渣饮食，对消化道出血者暂予禁食。

4. 口腔护理

（1）保持口腔清洁。

（2）有口腔溃疡者可用冰水或利多卡因溶液含漱止痛，可用溃疡粉等涂敷促进愈合。

5. 休息与环境

（1）急性活动期患者应卧床休息，慢性期或病情稳定的患者注意劳逸结合、避免精神创伤，少去人口聚集的公共场所。

（2）保持病室安静、空气流通、温度和湿度相宜，灯光柔和，避免阳光直接照射床位。

（3）有关节疼痛时协助病人采取最佳体位以减轻疼痛，并注意使关节处于功能位，指导病人使用控制疼痛的方法，如放松、分散注意等。

6. 心理护理

（1）系统性红斑狼疮患者由于长期患病，容易产生悲观、消极情绪，并为前途命运担忧，护理人员应该帮助患者树立战胜疾病的信心，解除其思想顾虑，使其心理上产生信任感和安全感，帮助患者建立有利于治疗的最佳心理状态积极配合治疗。

（2）与家庭成员沟通，作为家庭成员应多关爱患者，切勿歧视或有不耐烦的情绪而影响患者，避免对他们精神刺激，使病人保持一种良好的心情，为他们营造一个温暖舒适的家庭环境，让他们树立信心，战胜疾病。

（二）专科护理

1. 系统损害的处理及护理（表2-10）

表2-10 系统性红斑狼疮系统损害的处理及护理

狼疮肾炎的护理	活动期应卧床休息。缓解或恢复期，可适当活动
	给予低盐、低脂饮食，注意蛋白质合理摄入，补充体内蛋白给予瘦肉、牛奶等优质蛋白
	观察小便性状、量；记录24h出入量
	有下肢水肿的患者，给予抬高患肢
心脏损害的护理	一般患者可适当活动，大量心包积液、心力衰竭患者应卧床休息，有呼吸困难时，宜半卧位，并给予吸氧
	给予低盐、易消化、清淡饮食
	密切观察血压、脉搏、呼吸变化
	对心率失常病人应做好心电监护，严密观察病情，备好各种抢救药品和器械，病情发生变化，立即通知医生
	用抗心衰药物时，要严密观察病情，在给药前要听心率和节律变化，用药时注意病人有无食欲缺乏、恶心、呕吐、腹泻、头痛、头晕及视物不清、黄视、绿视等改变，如有反应，应暂时停药并通知医生

第二章 弥漫性结缔组织病患者的护理 63

续表

狼疮肺炎的护理	严重者卧床休息,室内空气保持流通、新鲜和适当的温度、湿度;呼吸困难者,取半卧位,给予吸氧 伴发热者按发热常规护理 咳嗽剧烈者,可按医嘱给镇咳药 注意口腔清洁,预防合并感染
神经系统损害的护理	安静卧床,若有精神分裂症状或躁动不安者,遵医嘱给予镇静剂 有癫痫发作时注意发作规律,保持呼吸道通畅 肢体瘫痪者加床挡保护以防坠床 防止病人自伤与他伤 有脑出血或有颅压增高时,遵医嘱立即给予脱水剂脱水 长期卧床或意识昏迷者,定期翻身,活动肢体,防止压疮及坠积性肺炎发生 当病情控制,肢体能活动时,鼓励病人多活动肢体,以尽快恢复肢体功能
血液系统损害的护理	单纯贫血病人,要适当休息,尽量减少机体耗氧量,严重者卧床休息,给予吸氧 血小板减少有出血者,针对不同出血部位,采取积极止血措施,密切观察病人神志、瞳孔、血压、脉搏、呼吸等情况 白细胞降低,并且长期应用激素和免疫抑制剂的患者,机体抵抗力下降,极易引起感染;严重者应保护性隔离,谢绝探视,并向患者及家属进行卫生宣教,自觉遵守隔离制度,防止交叉感染,室内保持空气流通,定期消毒、灭菌

2. 环磷酰胺冲击治疗的观察及护理 美国国家健康研究中心(NIH)总结:环磷酰胺(CTX)冲击治疗狼疮肾炎,可减少肾组织纤维化、稳定肾功能、防止肾衰竭。

大剂量间隙用 CTX 即可起到免疫抑制作用,又可减少小剂量持续用药产生的毒副作用。环磷酰胺水溶液仅能稳定 2 ~ 3h，最好现配现用。

CTX 副作用及治疗注意事项见表 2-11。

表 2-11 环磷酰胺副作用及治疗注意事项

胃肠道反应	环磷酰胺有明显的胃肠道反应，如食欲缺乏，恶心呕吐等，严重者造成入量不足，致出入量失衡，肾脏灌注量减少，而加重 CTX 的毒副反应
	如有恶心、呕吐时可适当调慢输液的速度，观察呕吐的量、性质，及时报告医生
	一般停药 1 ~ 3 天即可消失，可给甲氧氯普胺、多潘立酮等药物，或预防性静脉注射欧贝等止吐药物
血液系统	应用环磷酰胺会抑制骨髓，使白细胞减少，大剂量使用可导致血小板减少、贫血，患者在使用环磷酰胺时要检查周围血象，如周围血中的白细胞低于 4.0×10^9/L，一般暂不用环磷酰胺
泌尿系统	由于 CTX 在体内的活化产物磷酰胺氮芥及丙烯醛由肾脏排泄时，在膀胱中浓集，可引起膀胱刺激症状，如出血性膀胱炎
	为了减轻 CTX 的肾毒性，可给予碳酸氢钠碱化尿液，采用水化疗法以减轻症状，除了补充液体外，鼓励患者多饮水，以使药物浓度稀释，有利于药物排出体外
	对不配合饮水的患者，遵医嘱酌情调整液量，同时准确记录出入量，观察尿液的量及性质，如尿少者，遵医嘱给予呋塞米静脉注射
	还应观察血压，预防抽搐；如有血尿，嘱多饮水，遵医嘱给止血药
增加肿瘤发病率	长期应用环磷酰胺可发生白血病、皮肤癌症、淋巴瘤等，有报道长期应用环磷酰胺的患者膀胱癌的发病率高于正常人 10 倍；据报道环磷酰胺诱发肿瘤的概率与用药剂量，疗程长短成正比，采用低剂量，间歇给药疗法可以降低肿瘤的发生率
用药安全性	静脉用药前，应用生理盐水做引液注射，确认针头在血管内方可静脉滴注，防止药液外渗
	在输注过程中加强巡视，观察输注部位有无渗出

续表

用药安全性	在如有渗出应拔出针头更换输注部位，渗出部位局部用50%硫酸镁湿敷 有计划合理安排注射部位，防止静脉炎，下肢静脉易发生栓塞，一般不宜采用
其他	环磷酰胺能抑制卵细胞发育，影响生育，还可导致月经不调，暂时性脱发，皮肤、指甲色素沉着，肝脏损害，诱发感染等副作用

3. 用药护理

（1）严格遵医嘱按时、按量给药。

（2）向患者及家属介绍服药注意事项，监督患者按医嘱服药，激素勿自行减量或停药。

（3）观察药物疗效及不良反应，定期复查血常规，肝肾功。

（4）遵医嘱用药，避免使用青霉素类、普鲁卡因胺、肼屈嗪等可能会诱发或加重 SLE 的药物。

（5）用药指导见附录。

（三）健康宣教（表 2-12）

表 2-12　系统性红斑狼疮患者出院宣教

心理指导	指导家庭成员多与患者交谈，陪患者参加一些社会活动，保持心情愉悦，建立积极对抗疾病的信念，以最佳的心理状态配合治疗
药物	遵医嘱坚持正确服药，向患者说明药物的副作用是暂时的，随着药物减量，这些副作用会有所减轻 向患者讲解药物的作用机制及药物的名称、剂量、用药方法，可能发生的副作用，不可随便减量或停药，应避免宜用易诱发或加重 SLE 的药物 育龄期女性患者要避免服用避孕药

续表

饮食	宜进食优质蛋白、低脂肪、低糖、富含维生素的食物
	水肿伴蛋白尿者若肾功能正常可给予低盐、优质高蛋白饮食,肾功能受损者,应限制蛋白质的摄入
	少食或不食具有增强光敏感作用的食物,如芹菜、无花果、香菇、苜蓿等,避免吃辛辣、烟熏食物
	低钾时补充含钾的食物,如香蕉、橘子等,高钾时应避免食用
	注意补充钙质
	不要饮酒及吸烟
日常自我护理	学会自我病情监测,病情变化时,及时就医
	避免日光直接照射皮肤,外出穿长衣长裤,戴宽边帽或打伞,戴墨镜
	注意保暖,尽量少去人口聚集的公共场所,避免劳累、受寒、感冒等,生活有规律,避免熬夜
	病情稳定期可进行适当的体育活动,如气功、散步、打太极拳等,避免过度运动
	不接触某些化学制品(如厨房清洁剂、去污剂、染发剂),必要时戴手套,正确选用护肤品
自我监测	学会自我监测病情,发现异常及时就医,育龄期妇女在病情活跃期注意避孕,病情稳定可在医生指导下生育
复查	门诊随访,定期复查

【特别关注】

(1)健康宣教。
(2)心理护理。
(3)系统症状的观察及护理。

【前沿进展】

SLE 生物治疗进展

近年来,随着对自身免疫性疾病的分子生物学机制研究的进展,以及对 SLE 发病机制的研究,针对 SLE 发病机制中某些特异性生物靶向位点的研究已经有了迅速的发展,在大量临床研究和试验中,生物靶向治疗表现出疗效好、针对性强、安全性好的优势。

1. 利妥昔单抗 利妥昔单抗(rituximab,美罗华)是一种针对B细胞特异性抗原CD20的嵌合鼠/人单克隆抗体。该抗体可与纵贯细胞膜的CD20抗原特异性结合,引发B细胞溶解的免疫反应,其机制可能包括抗体依赖性细胞的细胞毒性(ADCC)和补体依赖性细胞毒性(CDC)。国外有大量关于使用利妥昔单抗治疗难治性SLE的报道,目前国内也已在临床用于治疗SLE。

2. 依帕珠单抗 依帕珠单抗(epratuzumab)是一种特异性靶向CD22受体的人源化单克隆抗体,它会适度导致B细胞的减少,但不会改变免疫球蛋白水平。在一项对14例英国狼疮评定组指数(BILAG)评分为6~12分的中等活动度SLE患者的开放性单中心研究中,所有患者BILAG评分下降程度均>50%,93%的患者症状得到了改善,B细胞水平在18个月内平均下降35%,并且在治疗后的6个月仍然维持在较低水平,而常规生化与血细胞检查几乎无改变。目前,依帕珠单抗正处于Ⅲ期临床研究。

3. 贝利木单抗 贝利木单抗(B淋巴细胞刺激因子特异性抑制剂,belimumab)是首个美国食品与药品监督管理局(FDA)批准用于SLE治疗的靶向药物。贝利木单抗联合标准治疗方案,可使活动性SLE病情得到控制,患者抗ds-DNA抗体水平下降,糖皮质激素的中位剂量下降超过50%~55%,严重不良反应(包括感染)发生率总体稳定或呈下降趋势,患者生活质量显著改善,而且安全性可以持续维持。

4. 抗细胞因子治疗 在SLE患者中,大多数细胞因子是失调的,目前有很多针对细胞因子的靶向治疗药物也在进行临床试验,包括抗 IL-1、抗 IL-6(托珠单抗,toeilizumab)、抗 IL-10、抗 IL-15 等,此外还有 3 种干扰素单抗尚在进行药物临床试验:MEDI-545(sifalimumab)、rhumab IFN-a(rontalizumab)和 NNC 0152-0000-0001,均为 I ~ II 期多中心、随机、双盲、安慰剂对照试验。

【知识拓展】

妊娠对 SLE 的影响

妊娠中 SLE 病情可出现恶化、缓解或无影响,观点多不统一,但多数观点支持妊娠及分娩可加重 SLE。恶化因素包括:①与 SLE 临床分型有关;②妊娠前病情活动或缓解不足 3 年者恶化率高;③未行治疗及免疫监测者恶化率高;④病情活动治疗期短,妊娠期易恶化。

SLE 是累及全身多个系统的自身免疫性疾病,血清中出现多种自身抗体,妊娠时由于体内性激素的变化,尤其是雌激素水平升高,使免疫反应持续紊乱,从而使疾病加重。妊娠时机体 III 型免疫反应机制向 II 型免疫机制转换,由于细胞介导的免疫反应和 Th1 细胞介素产物如 IL-12 等受到抑制,体液免疫反应及 Th2 细胞介素产物 IL-4、IL-10 等增强,从而引发多种 SLE 临床表现。

(蔡娅菲 马 玲)

第四节 系统性硬化症患者的护理

【概述】

系统性硬化症(systemic sclerosis,SSc)也称为硬皮

病、进行性系统性硬化，是一种原因不明的以局限性或弥漫性皮肤增厚和纤维化进而硬化和萎缩为特征的慢性全身性结缔组织病。除皮肤受累外，还可累及心、肺、肾及消化道等内脏器官，引起多系统损害。本病任何年龄都可发病，高峰年龄为30～50岁；女性多见，发病率为男性的3～4倍；确切的发病率和患病率尚不清楚。

临床上以皮肤受累范围为主要指标将SSc可分为局限型（limited scleroderma）、弥漫型（diffuse scleroderma）、重叠型（in overlap syndrome）、无硬皮型（sine scleroderma）。不同亚型的临床表现与预后各不相同。

【病因】

病因和发病机制尚不明确。可能与以下因素有关：①遗传因素；②环境因素（病毒感染、化学物质如硅、药物、射线）；③女性激素；④细胞及体液免疫异常；⑤其他，如精神创伤、劳累、寒冷等可能为本病的诱发因素。

【病理】

自身免疫反应所导致的广泛小血管病变和纤维化是SSc的主要病理特征。中小动脉血管床的广泛增殖和闭塞是SSc的标志性病理变化。主要受累器官为皮肤、肺、胃肠道、肾脏、心脏和甲状腺等组织。

【诊断要点】

1. 临床表现

（1）早期症状：最为多见的早期症状为雷诺现象、乏力、肌肉骨骼疼痛等，也可有发热、纳差等非特异表现。

(2)皮肤表现:皮肤增厚纤维化是 SSc 的重要特征。皮肤病变可分为水肿期、硬化期和萎缩期。病人感皮肤紧绷。手部受累可表现为腊肠指;面部受累可表现为面具脸(图2-2)、口唇变薄、张口受限;手指缺血可并发溃疡和瘢痕小凹。

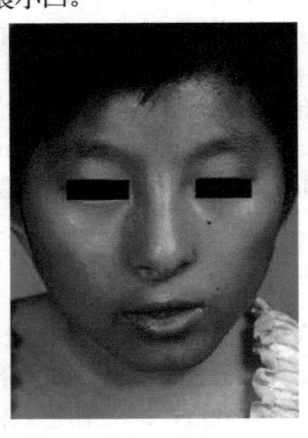

图2-2 系统性硬化症面具脸

(3)肌肉和骨关节:早期表现为关节肌肉疼痛,也可出现明显的关节炎、关节挛缩和功能障碍、指端吸收和远端骨质溶解、骨质疏松等,部分病人可因失用而导致肌萎缩。

(4)消化系统:是最易累及的系统。消化道的任何部位均可受累,以食管、肛门、直肠较为常见。临床表现为张口受限、泛酸、胸骨后烧灼感、吞咽困难、腹痛、腹泻、营养不良、直肠脱垂、大便失禁等。

(5)呼吸系统:肺功能受损较为普遍,且呈进行性发展,可成为病人致死的主要原因。临床表现为劳力性呼吸困难、肺间质纤维化和肺动脉高压等。

(6)心脏表现:心肌和心包都可受累,可出现劳力性呼吸困难、心悸、水肿、心功能不全等。

（7）肾脏表现：硬皮病肾危象是弥漫型硬皮病的一个主要死亡原因，表现为恶性高血压和进行性肾功能不全，可出现微血管病性溶血性贫血、弥散性血管内凝血和血小板减少。也可发生高血压、蛋白尿、氮质血症等。

（8）其他表现：包括神经系统症状、干燥症状、抑郁、性功能减退、甲状腺功能低下、自发性流产等。

2. 辅助检查

（1）一般检查：无特殊异常。可有贫血、蛋白尿、血尿、管型尿、血肌酐、尿素氮升高、血沉增快等。

（2）免疫学检查：① ANA 阳性率达 95%；②抗拓扑异构酶 -1 抗体（Scl-70）为弥漫型 SSc 的标记性抗体；③抗着丝点抗体多见于局限型 SSc。

（3）皮肤病理检查

（4）甲褶微循环检查：可见毛细血管袢减少、扩张畸形、血流缓慢。

3. ACR/EULAR 2013 年系统性硬化症分类标准　美国风湿病学会（ACR）及欧洲抗风湿病联盟（EULAR）在 2013 年 11 月的 *Arthritis & Rheumatism*（《关节炎和风湿病》）上发布了最新的系统性硬化症（SSc）分类标准（表 2-13）。此标准是 1980 年 ACR 发布 SSc 分类标准以来的首次修订。

表 2-13　ACR/EULAR 2013 年系统性硬化症分类标准

条目	亚条目	权重 / 得分
双手手指皮肤增厚并延伸至掌指关节（足以诊断的标准）	—	9
手指皮肤硬化（仅计最高分）	手指肿胀	2

续表

条目	亚条目	权重/得分
	指硬皮病（远指关节延伸至掌指关节，接近指关节）	4
指端损伤	指尖溃疡	2
	指尖凹陷性瘢痕	3
毛细血管扩张	—	2
甲襞微血管异常	—	2
肺动脉高压和（或）间质性肺病	肺动脉高压	2
	间质性肺病	2
雷诺现象	—	3
SSc相关自身抗体（抗着丝点抗体、抗拓扑异构酶Ⅰ[亦称抗Scl-70]、抗RNA聚合酶Ⅲ，最高得3分）	抗着丝点抗体	3
	抗拓扑异构酶Ⅰ	
	抗RNA聚合酶Ⅲ	

注：此标准不适用于有皮肤硬化但无手指硬化的患者。

【治疗】

本病目前尚无特效药物。治疗的目的仍然是改善生存率，预防或延缓新的皮肤和内脏器官受累，晚期改善已有的症状。

（1）糖皮质激素和免疫抑制剂对内脏损害有一定的疗效。

（2）青霉胺对抑制皮肤硬化和内脏损害有一定的作用。

（3）对症治疗。

（4）其他如造血干细胞移植。

【主要护理问题】

1. 外周组织灌注量改变 与血管病变有关。

2. 皮肤完整性受损 与皮肤病变有关。

3. 自理缺陷 与活动耐力下降及骨关节受累有关。

4. 潜在并发症——肾危象、肺动脉高压 与系统损害有关。

5. 预感性悲哀 与疾病久治不愈、容貌改变及生活质量下降有关。

6. 焦虑/恐惧 与疾病久治不愈、预后差有关。

7. 知识缺乏 缺乏疾病治疗、用药和自我护理知识。

【护理目标】

（1）患者临床症状减轻或消失，未发生相关并发症或并发症发生后能得到及时治疗与处理。

（2）肢体活动能力提高，自理能力增强。

（3）皮肤黏膜完整无破溃。

（4）患者焦虑/恐惧程度减轻，心理和生理舒适感增加，能积极配合治疗及护理。

（5）患者了解疾病相关知识，具备自我护理和病情监测能力，提高生活质量。

【护理措施】

（一）一般护理

1. 心理护理

（1）多与患者交流，评估其心理动态，鼓励患者表达自身感受。

（2）帮助患者正确认识 SSc，掌握自我护理及疾病自我监测知识。

(3)教会患者自我放松的方法。鼓励患者保持健康乐观的情绪,树立长期治疗的信心。

(4)鼓励患者多参加集体活动,发挥社会支持系统的作用。

(5)日常生活协助完成,提高生活质量,保护患者的自尊。

(6)针对个体情况进行针对性心理护理。

2. 饮食护理

(1)针对病人临床表现选择普食、半流质或流质饮食。

(2)宜给予高蛋白、高热量、高维生素、清淡可口、易消化的低盐饮食,多食新鲜水果、蔬菜。

(3)戒酒,忌辛辣、冷硬及刺激性食物,吸烟能使血管痉挛,应劝导患者戒烟。

(4)吞咽困难者可给予半流质饮食或糊状易消化的食物,吃固体食物时多饮水,片状药物可研成粉末和水冲服。

(5)吞咽严重困难者可留置鼻饲管,以保证营养供给。

(6)进食时尽量取坐位,或取头高脚低20°倾斜位以减少胃-食管反流,必要时给抗返流药物治疗。

(7)少食多餐,细嚼慢咽,休息时适当抬高头部,以免发生呛咳造成窒息。

3. 环境与休息

(1)避免阴冷潮湿的居住环境,注意保暖。

(2)卧床休息,合理安排治疗护理时间,保证充足的睡眠。

(3)制订适当的休息与活动计划并协助执行。

(二)专科护理

1. 常见症状的护理(表2-14)。

表2-14　系统性硬化症常见症状的护理

雷诺现象护理	评估肢端皮肤温度、颜色，是否有遇冷变白的征象 注意气温变化，室温维持在22℃以上 保暖，秋冬季节手足可以用棉手套、棉袜保护，外出可增加帽子、口罩、耳套和多穿衣，使用保暖器具时应防止烫伤 避免冷水洗手，如需在冷藏室或冷冻室取物品时，应先戴手套 避免受凉或待在过冷的环境中 戒烟，忌饮咖啡 避免情绪刺激 保持皮肤完整 按医嘱使用血管活化剂及结缔组织形成抑制剂
皮肤受累的护理	评估患者皮肤损伤的范围，皮肤弹性的变化 穿着柔软、保暖性强的棉质衣物 避免强阳光暴晒及冷热刺激，防止外伤，避免搔抓，以免擦破皮肤 勤按摩局部皮肤，注意保护肢端和关节突出部位，防止皮肤破损 保护患者的手和手指，尽量避免接触冷水 避免过多洗澡以免皮肤干燥，洗澡温度要适宜，水温过低易引起血管痉挛；水温过高组织充血水肿加重，从而影响血液循环，禁止用热水烫洗 注意患者个人卫生，保持皮肤清洁 常修剪指甲，谨慎对待甲周倒刺，保持皮肤及口腔清洁完整 皮肤干燥、瘙痒患者，洗浴后可应用温和润滑剂止痒 长期卧床者，防止发生压疮 重视已发生的细小外伤，及时处理皮肤溃烂、感染，摄入足够的营养
肌肉骨骼受累的护理	早期功能锻炼，进行关节能达到的最大幅度的活动 病情允许者下床活动，可进行太极拳、广播体操等 理疗 协助生活护理 晨起温水浴 保持关节功能位 遵医嘱应用非甾体抗炎药

续表

消化系统症状的护理	评估患者的表现及自觉症状 高枕卧位或半卧位休息,坐位进食 给予清淡可口、易消化、营养丰富饮食,少食多餐,避免夜间进食 必要时予以流质饮食、鼻饲或胃肠外营养 遵医嘱给予制酸剂或质子泵抑制剂
呼吸系统受累的护理	卧床休息 积极预防和治疗呼吸道感染,防止劳累,避免着凉感冒 吸氧 监测肺功能 密切观察呼吸的频率、节律、深浅度,必要时应做好气管切开的准备工作
心脏受累的护理	根据心脏受累的程度确定休息与活动量 给氧 定时评估心脏功能 及时治疗已有的心脏病变
肾脏受累的护理	观察有无足踝水肿及头痛等表现 关注实验室检查结果,监测肾功能 监测并控制高血压 低盐优质低蛋白饮食

2. 功能锻炼 其目的为防止肌肉萎缩和关节僵硬屈曲,维持正常的活动能力。

(1)功能锻炼的强度与幅度应循序渐进,以患者能耐受为宜。

(2)鼓励患者进行屈伸肘、双臂、膝及抬腿等活动,进行上臂的旋转运动以增进血液循环。

(3)若病情允许宜经常下床走动,注意安全。

(4)对已有关节僵硬者应予以按摩、热浴或辅以物理治疗。

（5）必要时需寻求康复医师帮助。

3. 用药护理

（1）应告知患者坚持正规用药的重要性，在用药过程中不能自行换药或停药。

（2）讲解用药方法及注意事项，提高患者依从性。

（3）观察药物疗效及副作用。

（4）SSc 常用药物副作用及护理见附录。

（三）健康宣教

健康宣教见表 2-15。

表 2-15　系统性硬化症患者的出院宣教

饮食	合理饮食，予高蛋白、高热量、高维生素、清淡可口、易消化的低盐饮食，多食新鲜水果、蔬菜，少食多餐
避免诱因	避免寒冷、药物、感染、精神创伤、过劳等诱发因素
药物	严格遵医嘱服药，了解药物副作用及防护措施，避免使用对病情不利或对受累脏器有损害的药物
日常生活指导	有条件者可给予按摩、理疗、药浴等辅助治疗措施 保证休息，注意保暖，多穿衣 病情允许的情况下，做一些力所能及的活动，以防止关节变形和肌肉萎缩 坚持按摩肢体，注意防止外伤，避免过度疲劳 戒烟，避免饮浓咖啡 加强营养，注意个人卫生，提高自身机体抵抗力
自我监测	学会病情自我监测，病情加重时，及时就医
复查	门诊随访，定期复查

（四）并发症护理

并发症护理见表 2-16。

表 2-16 系统性硬化症并发症处理及护理

常见并发症	临床表现	处理
肺动脉高压	早期不易察觉,始发症状为劳力性呼吸困难、乏力;局限性和弥漫性 SSc 患者都可出现,是其死亡的主要原因	定期检测肺功能、心脏超声,高分辨 CT,心电图检查 卧床休息 吸氧
硬皮病肾危象	较常见肾性高血压和(或)急进性肾衰竭,表现为剧烈头痛、恶心、呕吐、视力下降、抽搐、癫痫发作、意识模糊甚至昏迷,是弥漫性 SSc 的一个主要死亡原因	监测肾功能、血压 准确按医嘱使用降血压药物,提高患者依从性 血液透析 低盐优质低蛋白饮食
肠吸收不良	体重下降、营养不良、恶病质,是局限性 SSc 常见的死亡原因	口服微生物调节剂 高营养饮食 胃肠外营养

【特别关注】

（1）皮肤护理。

（2）并发症观察及护理。

（3）健康宣教与心理疏导。

【前沿进展】

系统性硬化症的发病机制尚不明确,治疗主要以抗炎、免疫抑制、免疫调节、改善循环和减少纤维化为基础。迄今为止,仍没有一种治疗方法被证实绝对有效。近年来,随着免疫学和分子生物学的发展,新型免疫抑制剂、生物制剂、血浆置换及造血干细胞移植等治疗方法正逐渐应用于临床和实验研究中,并初步显示出显著的疗效。但由于仍缺少大样本研究,远期疗效及安全性有待验证。如何发现本病的异质性与预后的标志物,实现治疗的个体化是我们所面临的挑战!

【知识拓展】

西地那非与肺动脉高压

肺动脉高压是风湿免疫病的严重并发症之一,目前已被证实内皮素受体拮抗剂、前列环素类似物以及磷酸二酯酶-5抑制剂对于风湿免疫病相关肺动脉高压有效。

西地那非（sildenafil）由美国辉瑞制药公司研发,目前被广泛用于与治疗男性性功能障碍,其商品名万艾可或伟哥（viagram）已被大众熟知。研究发现,西地那非还可以选择性地抑制磷酸二酯酶,增加肺血管中环磷酸鸟苷的浓度,扩张血管平滑肌和血管,从而起到治疗肺动脉高压的作用。

（王 英 陈 红）

第五节 炎性肌病患者的护理

【概述】

炎性肌病（inflammatory myopathies）是以横纹肌非化脓性炎症为特征的一类结缔组织病,分为多发性肌炎（polymyositis，PM）、皮肌炎（Dermatomyositis，DM），包涵体肌炎等。临床上以多发性肌炎和皮肌炎最常见。我国 PM/DM 的发病率尚不清楚,可见于任何年龄,发病年龄分布呈双峰型,10～15岁形成一个小峰,45～60岁形成一个大峰,而青春期及年青人发病相对较少。总的男女发病率之比为 1：2.5。

【病因】

该病确切病因目前尚不清楚,一般认为与遗传和病毒感染有关。

【病理】

(1)自身免疫异常。

(2)肌肉血管内有免疫复合物沉淀及毛细血管增厚,致使内皮细胞损伤和毛细血管栓塞,引起肌肉缺血或肌纤维坏死。

【诊断要点】

1. 临床表现

(1)对称性肢带肌、呼吸肌、颈肌及吞咽肌无力为特征,全身症状可有发热、关节痛、乏力、畏食和体重减轻。

(2)典型皮疹(如 Gottron 征等,图 2-3)。

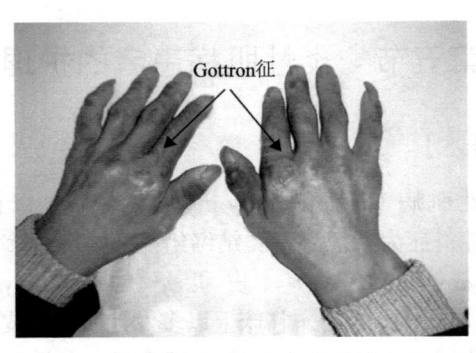

图 2-3　皮肌炎 Gottron 征

(3)常累及多种脏器,亦可伴发肿瘤和其他结缔组织病。

(4)儿童皮肌炎常伴有血管炎、异位钙化、脂肪代谢障碍,皮疹和肌无力常同时发生。

（5）其他结缔组织病常伴有 DM 或 PM，称为重叠综合征。

（6）恶性肿瘤相关 DM 或 PM，对于 40 岁以上的病人，应警惕恶性肿瘤的存在，常见于肺癌、乳腺癌、卵巢癌、胃肠道肿瘤和淋巴瘤等。

2. 辅助检查 ①实验室检查：常规化验、尿肌酸测定、肌红蛋白的测定、自身抗体检查、肌酶谱检查；②肌电图检查；③肌肉活检；④磁共振（MRI）。

3. PM/DM 的诊断标准 诊断 PM/DM 的要点如下：①四肢对称性近端肌无力；②肌酶谱升高；③肌电图示肌源性改变；④肌活检异常；⑤皮肤特征性表现。上述 5 项全具备为典型 DM；具备前 4 项为 PM；前 4 项具备 2 项加皮疹为"很可能 DM"；具备前 4 项中 3 项者为"很可能 PM"；前 4 项中 1 项加皮疹者为"可能 DM"；仅具备前 4 项中 2 项者为"可能 PM"。在诊断前应排除肌营养不良、重症肌无力、系统性红斑狼疮等。还应注意检查是否存在其他结缔组织病和恶性肿瘤等。

【治疗】

1. 一般治疗 ①避免感染；②急性期以卧床休息为主，缓解期可适当锻炼；③进食高蛋白、高热量饮食。

2. 药物治疗 ①首选糖皮质激素，重症患者可用甲泼尼龙静脉滴注。一般病人可用口服泼尼松；②重症或对糖皮质激素反应不佳者，应加用免疫抑制剂。最常用的免疫抑制剂为甲氨蝶呤、环磷酰胺和硫唑嘌呤等。皮肤损害者可加用羟氯喹。危重病人可用大剂量免疫球蛋白静脉冲击治疗。

3. 手术治疗 合并恶性肿瘤的患者，可行手术治疗。

【主要护理问题】

1. 躯体活动障碍 与关节疼痛、肌萎缩、肌无力有关。

2. 皮肤完整性受损 与免疫功能缺陷导致皮肤损害及血管炎性反应有关。

3. 低效性呼吸形态 与呼吸肌无力、间质性肺炎等有关。

4. 舒适度改变 与疼痛有关。

5. 营养失调：低于机体需要量 与消化道受累有关。

6. 便秘 与消化道平滑肌受累、肠蠕动减慢、腹肌及肛门括约肌病变有关。

7. 有感染的危险 与使用激素、免疫抑制剂治疗及吸入性肺炎等有关。

8. 焦虑 / 恐惧 与疾病久治不愈有关。

【护理目标】

（1）患者主诉关节疼痛减轻或消失。

（2）患者及家属学会皮肤护理。

（3）增强营养，满足机体需要量。

（4）患者学会预防感染的措施。

（5）患者学会关节功能锻炼。

（6）焦虑 / 恐惧程度减轻，积极配合治疗及护理。

【护理措施】

（一）一般护理

1. 心理护理

（1）心理支持：床位护士要详细了解患者的基本资

料，主动接触患者，了解其焦虑和恐惧的原因及程度，以热情的态度、优良的服务，舒适的环境取得患者的信任，减轻其紧张和恐惧。劝导患者家属多给予患者心理支持。

（2）增强自我信心：因疾病容易引起自我形象紊乱、脏器功能损害。患者多有急躁或压抑等心理变化。女性患者更容易因皮肤病变而焦虑、自卑，应主动与患者交流，详细解答患者提出的疑问，讲解治疗成功的病例，树立战胜疾病的信心，保持良好状态，积极配合治疗和护理。

（3）安全护理：观察患者心理变化，针对精神、行为异常的患者，加强巡视，作好安全防护措施，防止自杀、自伤等意外发生。

（4）舒缓焦虑：鼓励患者多参加社会活动，培养丰富的兴趣爱好（如音乐、看书、按摩等），学会自我放松，舒缓情绪。

2. 饮食护理 应进食富含蛋白质、维生素、低盐易消化食物，禁辛辣及刺激性食物，保证营养均衡，增强抵抗力。服药期间应进食高钾、高蛋白、高钙、低盐饮食。

3. 环境与休息

（1）应保持室内环境清洁、通风良好、温湿度适宜，创建良好的休息环境。

（2）患者在急性期应卧床休息，避免活动，以免肌肉损伤。协助患者取关节功能位，定时按摩受压部位及翻身，预防压疮。

（二）专科护理

1. 常见症状的护理（表2-17）

表 2-17 炎性肌病常见症状的护理

肌无力的护理	评估患者肌力的分级：0级，完全麻痹，不能作任何自主运动；Ⅰ级，可见肌肉轻微收缩；Ⅱ级，肢体能在床上平行移动；Ⅲ级，肢体可以克服地心吸收力，能抬离床面；Ⅳ级，肢体能做对抗外界阻力的运动；Ⅴ级，肌力正常，运动自如 评估患者有无进行性肌萎缩：肩胛带肌、四肢近端肌群受累——下蹲、起立、上楼、举物、抬臂困难等；颈部和咽部肌群——抬头及吞咽困难；肋间肌、膈肌受累——呼吸困难；眼肌受累——复视；心肌受累——心肌炎；消化道受累——食管蠕动减弱；舌面肌受累——咀嚼及发音困难；肛门、膀胱括约肌受累——大小便失禁；肺脏受累——慢性纤维化 对四肢肌无力、长期卧床患者，应定时翻身、按摩等，预防压疮及皮肤擦伤；提供日常生活护理，协助并鼓励坚持功能锻炼 急性期后应及早做带有一定强制性和强度的肢体被动运动，防止肌肉强直、肢体挛缩 对吞咽困难、进食反流、呛咳患者，选择合适的体位，缓慢进食流质或半流质食物，少量多餐，吞下食物后继续空吞咽2～3次以助食物完全通过咽部，同时保持坐立位30～60min，严重者可留置胃管鼻饲 呼吸肌受累的患者，应积极给予吸氧及排痰，预防肺部感染和保持呼吸道通畅（如：雾化吸入、气管插管或切开） 对发音困难患者，鼓励进行肢体语言及书面交流
皮肤护理	评估患者皮损的面积、部位及形态 保持局部皮肤干燥、清洁及完整性；有水泡皮肤完整时可涂炉甘石洗剂；有渗出可外用莫匹罗星或3%硼酸溶液湿敷；必要时可外用凡士林防止皮损加重；伴感染者，可根据情况给予清创换药处理 用清水清洁皮肤，避免使用碱性肥皂、化妆品及接触刺激性的物品（如：烫发剂、染发剂等） 肌内及静脉注射时，应避开皮损部位，静脉注射尽量使用留置针 保持床单位整洁、干燥；避免日光浴；注意保暖

第二章 弥漫性结缔组织病患者的护理

续表

关节、肌肉肿痛护理	评估患者关节活动受限及肿胀程度；关节、肌肉疼痛的程度、性质、部位及持续时间 体位与休息：急性期应卧床休息，减轻关节、肌肉的负荷，协助患者取舒适体位，尽可能保持关节功能位；恢复期，指导患者进行功能锻炼 合理运用止痛措施：提供舒适的环境，避免过于寂静或嘈杂的环境，以免增加患者的疼痛感；使用放松疗法：如听音乐、按摩、针灸，指导通过想象分散患者注意力，减轻疼痛感；遵医嘱使用止痛药，告知遵医嘱用药的重要性及副作用的观察
预防感染	保持口腔清洁：可用益尔漱口，每日3次；有真菌感染者可用制霉菌素漱口液、2%碳酸氢钠溶液漱口；鼻饲时应行口腔护理，每日2次 指导患者学会感染危险因素的观察及预防方法，如：观察体温变化、深呼吸运动、多饮水、翻身拍背、有效排痰等 严格执行无菌技术操作原则和消毒隔离制度：吸痰时应保持无菌操作，负压调节适中，动作轻柔，避免呼吸道黏膜损伤；医疗器械和用品，定期进行消毒（如：呼吸机管道，雾化吸入器，吸痰装置等） 室内经常通风换气，避免受凉，限制探视，紫外线消毒每日2次，每次30min，地面及物品均用高效广谱含氯消毒剂消毒

2. 功能锻炼

（1）吞咽功能训练：包括开颌与闭颌、闭唇、咀嚼和唇角上抬，舌伸出、侧伸和舌尖舌身抬高，喉抬高训练，咽部的刺激等，配合吹纸片、吹蜡烛、鼓腮等运动，每日4次，每次10～5min。

（2）呼吸功能训练：包括腹式呼吸、缩唇式呼吸、有效咳嗽排痰训练等，每日4次，每次15～30min。

（3）全身功能锻炼

1）急性期卧床休息，避免剧烈运动，用软枕垫高疼痛关节，保持舒适体位，适当做关节、肌肉的被动运动以防止肌肉萎缩。并尽可能减少肌电图操作、针刺等。恢复期指导进行功能锻炼，适当的被动和主动运动（如：屈伸肘、抬双膝、屈膝抬臀、梳头、握拳及吞咽动作等），并配合理疗及按摩、推拿等方法，防止肌肉萎缩。锻炼应循序渐进，活动度以患者不感觉劳累为宜。并根据患者的肌肉恢复程度增加活动量，避免过度劳累，切忌剧烈运动。

2）运动前应充分的做好准备活动：如转头、伸展运动、抬腿，蹲下、起立、举物、慢跑、爬楼、散步、太极拳、热敷、肌肉按摩等活动。

（4）肢体功能锻炼

1）按摩四肢：患者取平卧位，肢体放置舒适，从远心端到近心端，由轻而重，力度深达肌肉，先用回摩、推摩法，再用揉搓法进行按摩，每日1次，每次5~10min。

2）肌力0级，协助患者做肢体被动运动，肌力1~2级，护士守护，患者自己做肌肉舒展运动，自行持物、翻身、起立、坐下等。肌力3~4级，在医务人员保护下，做床旁行走、站立等活动。

（5）随着患者体力恢复，生活尽量自理，嘱其在家人陪伴下，进行室外活动（如上下楼梯、散步、慢跑等）。

3. 观察有无肿瘤迹象 PM和DM患者常发生恶性肿瘤，注意观察有无肿瘤迹象，如：顽固的皮损，体重迅速减轻，以及各种药物治疗无效的重症者，常提示有恶性肿瘤，及时与医生联系，进一步检查确诊。

4. 用药指导 见附录。

（三）健康宣教

健康宣教见表2-18。

表 2-18 炎性肌病患者的出院宣教

疾病知识指导	向病人及家属说明本病的相关知识,使病人正确对待疾病,作好长期治疗的心理准备 合理安排生活,劳逸结合 告知患者尽量少去公共场所,预防上呼吸道感染
避免诱因	避免一切诱因,如感染、寒冷、创伤、情绪受挫、过度疲劳等 有皮损患者避免日光照射 避免一切预防接种 育龄女性患者应避孕
饮食指导	指导患者进食时应缓慢吞咽,少量多餐,宜进食清淡、富含高钙及维生素、低盐、优质蛋白、易消化食物,避免摄入刺激性食物如咖啡、浓茶等
用药指导	告知患者药物的作用及副作用,嘱出院后继续执行治疗方案,规律用药,不要因症状的减轻自行增减剂量或停药
活动与休息	嘱患者进行适量活动,经常进行肢体功能锻炼,循序渐进,制订合理的功能锻炼计划
皮肤护理	保持口腔卫生,预防真菌感染 保持皮肤清洁干燥,防止破损 告知患者勿用碱性肥皂及化妆品,避免接触刺激性的物品(如:烫发剂、染发剂等)
病情监测	学会观察药物的副作用及病情危重的征象,如:呼吸肌、吞咽肌无力等,一旦发生病情变化,应及时就医
随访	定期门诊随访,复查血常规、肝肾功、肌酶、电解质、血压、血糖、体重等。

【特别关注】

(1)健康宣教及自我护理。

(2)心理护理。

(3)呼吸肌及咽肌无力的护理。

【前沿进展】

1. 药物治疗 糖皮质激素为本病的首选一线药物，激素与免疫抑制剂的联用可提高疗效，减少激素用量，避免不良反应。近年来，丙种球蛋白已被广泛用于对常规激素或同时联合免疫抑制剂治疗效果欠佳或不能耐受其不良反应者，取得一定的疗效。有文献报道对于难治性、重症患者使用免疫抑制剂无效时可考虑行血浆置换治疗。也有学者使用生物制剂（TNF-α 抑制剂及抗 CD20 单抗等）治疗，多数显示病情有不同程度的改善，但因缺乏大样本临床随机对照试验研究结论，对该药的使用安全性及确切的疗效仍需研究证实。

2. 护理进展 本病使患者不仅要面对认知、生理、心理、家庭、社会等的各种挑战，还要面对疾病带来的生理改变，而不良情绪和心理状态会影响疾病的转归及预后，因此疏导患者情绪，积极配合治疗，有利于该病的缓解及预后。该病的心理护理至关重要。

3. 患者随访 本病为慢性渐进性疾病，为控制症状，缓解病情，需长期坚持用药，因此患者的自我监测及定期复查，起着至关重要的作用。研究表明通过电话、门诊、网络随访方式指导患者日常生活及后续治疗中需关注的问题，以及开导患者情绪，能进一步提高患者的生存质量，减少疾病的复发。

【知识拓展】

无肌病皮肌炎

无肌病皮肌炎（ADM）是指仅有皮肤损害或者以皮肤损害为主的皮肌炎类型，包括无肌病皮肌炎（ADM）和微肌病皮肌炎（HDM），近年来相继有文献报道该病合并肺间质纤维化（ILD）达到100%，且部分为急进行重症间质性肺炎,甚至危及生命。ILD 在恶化前治疗比在恶化后治疗更有助于延缓疾病进展,延长患者生存期。文献报道 ADM 与皮肌炎一样可以合并恶性肿瘤。

鉴于 ADM 早期表现完全有可能仅局限于某一个器官,若临床上以呼吸道症状就诊的患者,抗感染治疗无效,肺 CT 出现间质性肺炎表现,应详细询问病史及查体,明确是否合并皮疹、雷诺现象、关节炎等症状,并尽可能明确是否合并肿瘤,及早行肌酶谱、肌电图、抗核抗体、抗 Jo-1 抗体等检查。仅有皮肤病变而长期随访未发现 ILD、恶性肿瘤证据的患者预后良好,所以要求临床上提高对疾病的认识,减少误诊误治,早期诊断,早期治疗,有利于控制患者病情的进一步发展。

ADM 目前的诊断标准由 Euwo 等 1991 年提出的,①患者必须有 Gottron 丘疹,并伴有眶周的水肿性淡紫色斑疹;②皮损活检 HE 染色病理符合皮肌炎改变;③患者有皮肤损害后 2 年内临床上没有任何近端肌受累的表现;④在病程的最初 2 年内患者的肌酶谱,包括肌酸激酶(CK)和醛缩酶(ALD)正常。本病目前尚无特异性自身抗体,研究者在 ADM 患者血清中发现具有 CADM 抗体的患者肺间质性疾病进展更快,推测 140kD 的多肽抗体 CADM-140 可能是 ADM 诊断的新型标志物。

(郭 欣 张 红)

第六节 血管炎患者的护理

【概述】

血管炎(vasculitis)是以血管的炎症与破坏为主要病理改变的异质性疾病,血管炎是一个单发的疾病,也可以是某一疾病的临床表现之一。由于血管炎的血管病变呈多发性，累及多个器官，故临床又称其为系统性血管炎（systemicvasculitis）。

血管炎在西方国家较多见，发病率最高的是巨细胞动脉炎；我国白塞病、大动脉炎较多见。

【病因】

确切病因尚不明确，目前认为主要与以下因素有关：①感染原（病毒、细菌感染）对血管的直接损害；②免疫异常介导的炎性反应；③药物、肿瘤；④不同病原、环境、遗传因素；⑤血清病。

【病理】

血管炎可分为原发性与继发性。

按受损血管的大小分为：大血管性血管炎［巨细胞（颞）动脉炎、大动脉炎］，中血管性血管炎（结节性多动脉炎、川崎病）和小血管性血管炎（韦格纳肉芽肿、变应性肉芽肿性血管炎、显微镜下多血管炎、过敏性紫癜、原发性混合型冷球蛋白血症血管炎、皮肤白细胞破碎性血管炎）。

【诊断要点】

1. 临床表现

（1）全身症状：发热、乏力、出汗、厌食和体重下降等。这些非特异性症状可掩盖血管炎本身的特点。

（2）亚急性起病：病程进展数周或数月，患者不能明确指出具体发病日期。

（3）血管炎性症状：包括关节炎、皮疹、心包炎、慢性贫血或异常高的血沉。

第二章 弥漫性结缔组织病患者的护理

（4）疼痛：关节炎、肌痛、局部溃疡和神经炎，心肌、肠、睾丸的梗死。

（5）多系统损害：各型血管炎均能影响皮肤、浆膜、关节、五官、心血管、肾脏、肝脏、呼吸系统、消化系统、神经系统等组织。

2. 辅助检查 ①一般检查；②自身抗体检查；③影像学检查；④活组织检查。

3. 诊断标准 系统性血管炎需根据临床表现、实验室检查、病理活检资料以及影像学资料，包括 X 线胸片、血管造影、CT、MRI 等综合判断，以确定血管炎的类型及病变范围。如出现无法解释的下列情况，应考虑血管炎的可能：①多系统损害；②进行性肾小球肾炎或血肌酐和尿素氮进行性升高；③肺部多变阴影或固定的阴影/空洞；④多发性单神经根炎或多神经根炎；⑤不明原因的发热；⑥缺血性或淤血性症状；⑦紫癜性皮疹或网状青斑；⑧结节性坏死性皮疹；⑨无脉或血压升高；⑩不明原因的耳鼻喉或眼部病变；⑪ANCA、AECA 阳性。

【治疗】

治疗原则：早期诊断、早期治疗，以防不可逆的损害。

（1）糖皮质激素是治疗血管炎的首选药。应根据病情的严重程度决定用药的方式与剂量。

（2）病因治疗。

（3）免疫抑制剂治疗（环磷酰胺、甲氨蝶呤、硫唑嘌呤、环孢素等）。

（4）生物制剂（肿瘤坏死因子α拮抗剂、利妥昔单抗、白细胞介素-6 受体拮抗剂等）

（5）辅助治疗（血浆置换、静脉注射大剂量丙种球蛋白、介入治疗等）。

【主要护理问题】

1. 外周血管灌注量改变 与肢端血管痉挛,血管舒缩功能调节障碍有关。

2. 疼痛 与血管缺血、狭窄有关。

3. 皮肤完整性受损 与血管炎性反应及应用免疫抑制剂有关。

4. 潜在并发症 多器官或组织的损害。

5. 焦虑/恐惧 与患者对疾病诊断及预后不了解有关。

6. 知识缺乏 缺乏日常护理及疾病相关知识。

【护理目标】

(1)患者的组织灌注量正常。

(2)患者主诉疼痛减轻或消除。

(3)患者皮肤保持完整无破损。

(4)患者未发生相关并发症,或并发症发生后能得到及时治疗与处理。

(5)焦虑/恐惧程度减轻,配合治疗及护理。

(6)纠正错误信息,了解疾病相关知识,增强治疗信心,提高生活质量。

【护理措施】

(一)一般护理

1. 心理护理

(1)针对患者的病情,找出产生焦虑的原因,表示理解。

(2)护理人员要有同情心,给予安慰、疏导,耐心解答患者提出的各种问题。

(3)激发患者对家庭、社会的责任感,鼓励自强,

第二章 弥漫性结缔组织病患者的护理

教会患者自我放松的方法。

（4）针对个体情况进行针对性心理护理。

（5）督促家属亲友给患者物质支持和精神鼓励。

2. 饮食护理

（1）给予高热量、低胆固醇、低脂、优质蛋白、丰富维生素、易消化食物。肾功能不全患者严格限制蛋白质摄入量，每日不超过50g，宜选用动物蛋白，少食豆类食品，低钠、低盐饮食。贫血患者在病情允许的情况下，应给予含铁丰富的食物及富含叶酸和维生素C的蔬菜和水果，以利于铁的吸收，改善贫血症状。

（2）戒烟、戒酒、咖啡，避免过辣、过冷、过热、过硬的食物。

3. 休息

（1）卧床休息，保证睡眠。

（2）疼痛影响睡眠时，可遵医嘱使用止痛剂。

（二）专科护理

1. 常见症状的护理（表2-19）

表2-19 血管炎的症状护理

疼痛护理	提供安静舒适的环境，采用合适体位，急性期卧床休息，慢性或恢复期以主动活动为主，循环渐进，防跌倒、坠床
	观察疼痛的性质、持续的时间和程度
	每4h监测1次肢端脉搏搏动情况
	每4h监测患肢皮肤的温度、弹性和色泽
	每天1～2次用温水洗手、脚，擦干后涂护肤脂保护
	合理应用非药物性止痛措施：松弛术，分散注意力
	避免引起血管收缩的因素：戒烟，不饮咖啡、浓茶等饮料，避免情绪激动
	遵医嘱给予镇痛药物，并观察其疗效
	评价镇痛效果是否满意

续表

患肢护理	体位：协助患者舒适体位，避免下蹲、交叉腿、盘腿、跷二郎腿、长时间采用坐位
	保暖：室温适宜，着装温暖合适，禁用热水袋、电热垫或热水泡脚
	溃疡与坏疽的处理：溃疡时每天2次清洁换药，局部保持干燥坏疽时用氯己定换药，不必包扎
	运动：指导患者做患肢的主动或被动运动
皮肤的护理	每天用温水清洁皮肤，使用纯棉制品内衣、内裤，避免用肥皂等刺激性的洗涤用品
	有皮疹时避免用手挤压，可用0.5%的碘伏溶液涂擦
	避免皮肤受过冷或过热的刺激
	勤剪指甲、勤翻身，避免皮肤的损坏
发热的护理	观察体温变化，积极降温，多饮水
	根据情况选择物理降温或药物降温
	观察神志、面色、出汗情况，防止虚脱

2. 各类血管炎的病情观察及护理（表2-20）

表2-20 各类血管炎常规护理内容

大血管性血管炎	活动期卧床休息，协助生活护理
	持续低流量吸氧，心电监护，监测生命体征
	严密观察重要脏器缺血情况（脑缺血、心功能状况、肾性高血压、动脉瘤破裂、猝死）
	准备好各种急救器材与药物
	加强侧支循环形成
	必要时手术治疗
中血管性血管炎	注意休息，加强营养
	持续心电监护，监测生命体征
	严密观察重要脏器的病情变化，警惕：肠系膜动脉栓塞、肠系膜梗死或动脉瘤破裂、肾梗死或肾间质动脉瘤破裂、心肌梗死
	准备好各种急救器材与药物
	做好手术治疗的准备

第二章 弥漫性结缔组织病患者的护理

续表

小血管性血管炎	观察皮肤颜色、温度,肢体感觉有无异常
	观察动脉搏动有无异常或消失
	皮肤保持清洁干燥完整
	肢体防寒保暖

3. 药物护理见附录。

（三）健康宣教（表 2-21）

表 2-21　血管炎患者的出院宣教

饮食	指导患者合理饮食,多食富含蛋白、维生素、钙、铁等食物,预防骨质疏松,避免过冷、过热及刺激性食物,忌烟酒
药物	遵循医嘱坚持正确服药,观察用药反应,勿自行中途停药
运动	Buerger 运动锻炼,每日 2～3 组,短距离行走
自我监测	监测体温、血压、脉搏,掌握并发症的早期表现,应及早就医,以免重要脏器受损
复查	定期门诊随访,检查肝肾功能、血常规、C 反应蛋白、血沉、免疫等

注：Buerger 运动锻炼,仰卧抬高患肢 45°～60°,维持 1min,改坐位下垂患肢 2min,然后恢复仰卧位并使患肢呈水平位休息 2min,反复进行 5～6 次为一组。短距离行走,是在患者可忍受的限度内进行。

（四）并发症的处理及护理

血管炎并发症的处理及护理见表 2-22。

表 2-22　血管炎并发症的处理及护理

常见并发症	临床表现	处理
皮肤受累	各种类型的皮疹,最典型的皮疹是"可以触及的紫癜"	避免阳光直射 避免接触刺激性物品 避免服用诱发本系统疾病的药物 避免皮肤外伤,保持皮肤清洁干燥,防寒保暖

续表

常见并发症	临床表现	处理
关节受累	全身性的关节炎,也可以是不伴关节肿胀的关节疼痛	关节置于功能位,避免强冷强热刺激,局部按摩或热水浴
肺部受累	出现咳嗽、咯血痰、咯血、呼吸困难、肺出血;肺部的X线可以出现肺炎的改变,出现肺部"浸润影",并可以出现肺部空洞	卧床休息,减少活动 咯血时,头偏一侧,防窒息,做好抢救工作 氧气吸入,指导有效排痰及呼吸功能锻炼,监测血气分析 抗感染,激素治疗
肾脏受累	受累以肾小球肾炎多见,可以出现蛋白尿、血尿、各种管型、水肿和肾性高血压,部分出现肾功能不全,可进一步恶化,致肾衰竭	优质低蛋白、低磷饮食,高血压时低盐饮食 观察水肿程度、部位,记录24h出入量,观察小便性质、颜色 检测生命体征,注意血压变化 监测肾功能状况:定期监测体重、尿液分析、血尿素氮、血肌酐等
胃肠道	出现腹痛、腹泻、呕血、黑便、恶心、呕吐、肠梗阻以及肠穿孔	选择软食、半流质、流质易消化、富含蛋白质和维生素的食物,并戒烟酒 观察腹痛性质及持续时间 监测生命体征,记录出入量 使用胃黏膜保护剂 必要时手术治疗
耳鼻喉	慢性鼻窦充血、听力丧失、鼻中隔炎症,长期炎症可以导致鼻中隔穿孔甚至破损,以及鼻梁塌陷,出现"鞍鼻"	保持耳鼻咽喉的清洁 局部抗感染治疗 协助生活护理
眼	可以累及眼部的大血管导致视力突然丧失,或者眼部小血管受累时,出现视网膜病变	监测视力、眼压 安全护理

续表

常见并发症	临床表现	处理
脑部受累	出现头痛、脑卒中、神志改变、认知障碍	严密监测并记录生命体征及意识，瞳孔变化 加强日常生活护理 正确使用血管扩张剂
神经系统	供应神经的血管受累可以出现剧痛、麻木感以及不对称性的运动障碍	卧床休息，协助生活护理 防止患者跌倒，安全护理
心脏受累	心脏扩大、心力衰竭、心律失常	卧床休息，监测生命体征 严密观察有无心肌梗死、心包炎或心力衰竭

【特别关注】

（1）血管炎的常见症状的护理。

（2）各类血管炎的病情观察及护理。

（3）血管炎并发症的早期观察及处理。

【前沿进展】

近年系统性血管炎的治疗方案的改进以及新型药物的应用使本病的缓解有了较大的提高。

血浆置换对急性进展的系统性血管炎的治疗取得显著疗效。尤其适用于有肾损害或出血的危重患者。血浆置换需与糖皮质激素或环磷酰胺合用，经血浆置换可去除循环中的炎性细胞因子、抗原抗体复合物等，恢复网状内皮细胞的吞噬清除功能。每次血浆置换2～4L，每周3次，连续7个疗程，可使70%伴肾衰竭患者肾功能恢复。

细胞因子拮抗剂和调节淋巴细胞功能的单克隆抗体

正试用于本类疾病的治疗：英夫利昔单抗［infliximab，肿瘤坏死因子-α（TNF-α）的单克隆抗体］、依那西普（entanercept，可溶性 TNF-α 受体融合蛋白）、利妥昔单抗（rituximab，B 淋巴细胞表面 CD20 抗原的单克隆抗体）、干扰素（IFN-α）等生物制剂已有多项用于治疗系统性血管炎的临床试验。生物制剂用于治疗急性进展重症患者，或用于传统治疗方法无效的患者。

【知识拓展】

抗中性粒细胞胞质抗体与血管炎

抗中性粒细胞胞质抗体（antineutrophil cytoplasmic antibody，ANCA）是抗中性粒细胞和单核细胞胞质靶抗原的一组异质性自身抗体。1982 年 Davies 等最早报道，1988 年在哥本哈根国际会议上统一用间接免疫荧光法和 ELISA 方法检测 ANCA。ANCA 分两型：胞质型（c-ANCA）和核周型（p-ANCA），前者的主要靶抗原为蛋白水解酶 3（PR3），后者主要靶抗原为髓过氧化物酶（MPO），其他还有弹力蛋白酶、乳铁蛋白酶、组织蛋白酶 G 等。两种类型的 ANCA 在疾病中的诊断价值不同，抗 PR3-ANCA 对 WG 高度敏感和特异，其特异性高达 94%～98%，敏感性随病情是否活动而改变，最高达 70%。少数显微镜下多血管炎、Churg-Strauss 综合征、急进性肾小球肾炎也有 c-ANCA 阳性，但多数为 p-ANCA 阳性。

ANCA 通过多种免疫机制引起血管炎改变，如活化中性粒细胞，与内皮细胞相互作用介导细胞毒作用而损伤内皮细胞，通过细胞介导的免疫反应进一步形成肉芽肿。其发病机制可能为以下途径：其一，由中性粒细胞颗粒或单核细胞溶酶体释放的 PR3 和 MPO 作为 ANCA 的靶抗原和血管壁发生非特异的离子结合，形成原位免疫复合物导致血管壁损伤。其二，体外实验发现，ANCA通过激活中性粒细胞直接导致血管内皮细胞损伤，出现血管病变。在肿瘤坏死因子存在的情况下，中性粒细胞和ANCA相互作用后能在其表面表达PR3和MPO。ANCA和中性粒细胞相互作用后导致相应的中性粒细胞发生爆炸和变性，黏附于血管壁造成内皮细胞损伤而发生血管炎。

（李祝红　吴洪艳）

第七节　肉芽肿性多血管炎患者的护理

【概述】

韦格纳肉芽肿（Wegener's granulomatosis，WG）作为一种多系统受累的自身免疫性血管炎，因在1936年被一位病理学家Friedrich Wegener详细的描述而得名。2012年Chapel Hill会议（CHCC）新的血管炎分类标准中，韦格纳肉芽肿更名为肉芽肿性多血管炎（granulomatosis with polyangiitis，GPA）。

GPA主要累及上下呼吸道和肾脏，为肉芽肿性坏死性血管炎，有报道显示在美国GPA的发病率大概为百万分之三，多为白种人，欧洲人群中发病率略高。

GPA在男女中均可发病，并可以出现在任何年龄段（9～78岁，平均发病年龄41岁）。

【病因】

本病的病因尚不明，有研究认为感染、抗中性粒细胞胞质抗体与GPA可能相关，而特异性的遗传标志现在并没有被发现。

【病理】

GPA 的典型病理改变包括坏死、肉芽肿形成以及血管炎改变。其中肾脏病理活检可见纤维素样坏死和增生,可以表现为局灶性节段性肾小球肾炎。

【诊断要点】

1. 临床表现

(1)上呼吸道:GPA 最常受累的部位,可以出现中耳炎及鼻窦炎,严重者可以导致听力丧失、眩晕、鼻部溃疡甚至鼻中隔穿孔。

(2)肺部:约有 45% 的患者合并肺部病变,具体表现包括咳嗽、咯血、胸膜炎,胸部 CT 上可显示多发的双侧结节,并可伴有空洞形成。

(3)肾脏:绝大多数病例可出现肾脏受累,血尿、蛋白尿等尿检异常到肾功能不全甚至尿毒症,最终可能需要血液透析或者肾移植治疗。

(4)其他部位:①眼部:角膜炎、结膜炎、巩膜炎、葡萄膜炎、视网膜血管阻塞和视神经炎;②皮肤:溃疡、紫癜、皮下结节、丘疹以及小水疱;③肌肉骨骼:关节及肌肉疼痛,少部分患者可出现关节炎和滑膜炎;④神经系统:22%~50% 的 GPA 患者可以出现包括周围神经病变、颅神经病变、脑血管意外、弥漫性脑膜以及脑室周围白质病变等表现;⑤心血管系统:在心脏方面,心包炎较为常见,其他还可以出现心梗、心肌炎、心内膜炎、瓣膜病、心律失常等;在血管方面,有研究显示,GPA 患者常常合并静脉血栓,主要包括深静脉血栓和肺栓塞。

2. 辅助检查 ①一般指标:活跃的 GPA 患者可以出现血沉升高、血小板增多、贫血;②特异性指标:PR3-ANCA 在 GPA 患者中的特异性高达 98%,但也有少部分患者可以出现 p-ANCA 阳性。c-ANCA 的滴度与 GPA 患者的活动度有一定的相关性，且对于预测疾病的复发具有重要的意义。

3. 诊断标准　1990 年 ACR 关于 GPA 的分类标准包括：①鼻部及口腔的炎症；②呼吸系统影像学异常包括呼吸道组织的破坏（例如结节、浸润以及空洞）；③尿沉渣检查提示镜下血尿或者红细胞管型；④病理活检提示肉芽肿性炎症。这四条分类标准中符合其中两条即可考虑 GPA，其敏感性 88.2%，特异性 92.0%。基于此 ACR 分类标准联合血清 ANCA 水平是诊断 GPA 的根本。

【治疗】

1. 糖皮质激素　根据病情分为口服和静脉两种方式。①泼尼松：起始剂量 1mg/kg，根据病情可逐渐减量；②危重症患者（如弥漫性肺出血、急进性肾小球肾炎），可给予大剂量的甲强龙静脉冲击治疗（500～1000mg/d），一般持续 3 天。

2. 免疫抑制剂　一般首选环磷酰胺，口服或者静脉冲击治疗；其他还包括硫唑嘌呤、甲氨蝶呤、霉酚酸酯、来氟米特、环孢素 A 等药物均可选择。

3. 生物制剂　目前有研究表明抗 CD20 单抗（利妥昔单抗）可选择性的清除 B 细胞，对难治性 GPA 可能有效，但仍然缺乏大规模的随机对照实验的验证；TNF-α 在 GPA 的发病机制中起一定的作用，但有研究显示，TNF-α 并不能增加疗效，因此并没有被推荐使用。

4. 其他治疗　对于重症患者，静脉用丙种球蛋白及血浆置换都是很好的治疗手段。另外有研究指出针对上呼吸道受累为主的 GPA 患者使用复方磺胺甲噁唑可以减少复发的概率。

【主要护理问题】

1. 潜在并发症 多系统损害。

2. 自我形象紊乱 与疾病导致溃疡、穿孔及药物治疗所致形体改变有关。

3. 知识缺乏 缺乏疾病相关知识。

4. 焦虑/恐惧 与病程迁延,久治不愈有关。

【护理目标】

(1)帮助患者树立信心,保持良好心态,培训患者使其掌握正确的服药时间及方式,搭建医患沟通的桥梁。

(2)建立 GPA 患者的分级护理体系,针对不同脏器受累的患者制订相应的护理方案。

(3)减少患者感染概率,提高患者住院质量,加强对疾病潜在风险的关注。

【护理措施】

(一)一般护理

1. 心理护理 由于 GPA 是一种多系统器官受累的疾病,病情危重,通常进展很快,且易复发,治疗时间长,患者出现紧张焦虑的情绪的概率高。同时该疾病的治疗主要依靠激素和免疫抑制剂,药物可能出现过敏、胃肠道不适、体重增加、血压血糖波动、骨髓抑制、肝肾功损害、心脏毒性等不良反应,患者的心理压力可能进一步增加。在护理上,要主动与患者及家属沟通,采用照片、宣传单等方式进行疾病的宣讲,向其提供与疾病相关的资料,详细介绍病情、讲解治疗和护理方案。多与患者及家属交流,及时发现不良情绪,帮助患者树立战胜疾病的信心,做好持久对抗疾病的心理准备,掌握药物服用的正确方式以及应对副作用的措施。

2. 饮食护理 低盐、低脂、优质蛋白、易消化饮食,同时适量补充维生素,避免进食生、冷、粗糙的食物,以免伤害胃肠黏膜。伴有肾功能不全时应限制蛋白质的摄入量 0.6～0.8g/(kg·d),限制钾、磷;伴有高血压、心功能不全、尿少时应限制钠(＜2g/d)和水的摄入,以免加重患者循环负荷。

3. 环境护理 对于呼吸系统受累的患者,注意维持口腔卫生,勤漱口,保持居住环境干燥通风,避免湿冷;对于心脏及神经系统受累的患者,注意维护周围环境安静,避免嘈杂喧闹。

(二)专科护理

1. 针对不同受累脏器,制订相应的护理措施(表2-23)

表 2-23 肉芽肿性多血管炎脏器受累护理

受累脏器	护理措施
上呼吸道	口腔病变患者需保持口腔清洁、干燥,定时漱口;鼻部病变的患者可使用清鱼肝油滴鼻软化血痂,使鼻腔保持清洁通畅;嘱患者不要用手挖鼻腔内血痂,不用力擤鼻涕,如鼻出血严重,可使用 0.1% 肾上腺素棉球填塞,局部冰敷
肺部	如有咳嗽咳痰的症状,指导患者拍背促进排痰,观察患者有无咯血或者痰中带血,注意其是否合并呼吸困难,必要时给予吸氧
肾脏	指导患者肾病饮食,记录 24h 尿量,定时监测血压、心率
心血管	帮助患者保持良好的情绪,不易急躁,监测血压,避免剧烈活动
神经系统	中枢神经受累患者注意卧床休息,避免劳累跌倒,密切观察其病理征变化;外周神经受累患者注意保持皮肤清洁,避免外伤

2. 用药护理 考虑到患者服用药物主要的不良反应，需要定期监测患者的血糖、血压，定期复查血常规、肝肾功能、电解质等辅助检查，并向患者讲解药物的作用及副作用，反复教育患者遵医嘱用药，切忌自行加、减药量或停药。

（三）健康宣教

患者出院时要做好宣教工作，指导患者在院外要严格按医嘱正确用药，定期复查，遵医嘱调整激素用量，切忌随意停药或减量；生活规律，加强营养，合理饮食，注意劳逸结合，戒烟酒，避免到公共场所，防止受凉劳累；如病情变化及时就诊。

【特别关注】

（1）根据 GPA 患者受累脏器制订个体化护理方案。
（2）指导 GPA 患者正确服药及应对药物不良反应。

【知识拓展】

利妥昔单抗在 GPA 中的治疗进展

GPA 属于罕见的 ANCA 相关性小血管炎。近年来，ANCA 相关性血管炎（ANCA associated vasculitis，AAV）的发病率逐年增加，其中部分原因是人类对这一类复杂疾病的认识增多。AAVs 每年的发病率在百万分之二十左右，其中，肾脏受累在发病初期大概占到50%，而在病程中可高达70%～80%。典型的肾脏病理改变为局灶节段性以及坏死性新月体型肾小球肾炎伴有血管壁免疫球蛋白沉积。80% 的 GPA 患者可以出现急进性肾小球肾炎，及时的诊断及早期的干预治疗才有可能阻止终末期肾病的发生。

目前 GPA 常规的治疗方案包括激素和免疫抑制剂,二线药物一般首选环磷酰胺。然而上述治疗并不是对所有患者均有效,且出现白细胞降低、肝肾功能受损、感染等不良反应的风险极大。

抗中性粒细胞胞质抗体已被证实与 GPA 的发病机制相关,因此,针对产生这些抗体的 B 细胞的治疗成为 AAV 治疗的新靶点。近年来有研究显示,一种针对 B 细胞的抗 CD20 单克隆抗体(rituximab,利妥昔单抗)治疗严重的 GPA 的疗效与环磷酰胺相比无明显差异,而副作用的发生率明显降低。1997 年 rituximab 首次被美国 FDA 批准用于治疗非霍奇金淋巴瘤,此后被批准用于治疗对 TNF-α 无应答的类风湿关节炎。现在也有研究涉及 rituximab 治疗狼疮肾炎、膜性肾病以及局灶硬化性肾小球肾炎。B 细胞可能在 GPA 的发病机制中扮演重要角色,除了作为产生包括 ANCA 在内的抗体的浆细胞的前体细胞,同时发挥了包括共同刺激、细胞因子、抗原递呈等的作用。因此清除或者抑制 B 细胞的功能也是 rituximab 治疗 GPA 的原理。在 2011 年美国 FDA 已经批准这一适应证。

血管炎的治疗分为诱导缓解和维持缓解,这也适用于 rituximab 治疗 GPA。对于严重及难治性的 GPA,rituximab 的经验性使用方案是每周 375mg/m^2,4 周,这一剂量和方案的疗效经过临床试验验证且被 FDA 采纳。

虽然 rituximab 的安全性较高,但仍有需要关注的副作用,包括感染、白细胞降低、低丙种球蛋白血症、进行性多灶性脑白质病等。另外对于某些特殊人群比如肾移植患者和孕妇(FDA C 级),rituximab 的安全性尚不明确,因此使用需谨慎。

(唐鸿鹄)

第八节 贝赫切特病患者的护理

【概述】

贝赫切特病（Behcet's disease，BD）又称为白塞病，是一种全身性、慢性、血管炎性的自身免疫性疾病，可累及各个系统和脏器。

它是一种以口腔溃疡、外阴溃疡、眼炎及皮肤损害为临床特征的、累及多个系统的慢性疾病。病情呈反复发作和缓解交替过程。部分患者可遗留视力障碍，有少数患者因内脏损害死亡，大部分患者的预后良好。多见于年轻人，发病年龄为 25～35 岁。发病率在不同地区差别较大，我国一般北方高于南方地区，约为 14/10 万。男女比为 0.77：1，但男性患者内脏器官及眼受累比例高于女性。

【病因】

确切病因尚不明确，目前认为与以下因素有关。①环境与感染：与结核、单纯疱疹病毒和溶血性链球菌等可能有关；②自身免疫：抗口腔黏膜抗体出现、免疫球蛋白增高及淋巴细胞浸润提示免疫紊乱；③遗传因素：患病人群 HLA-B5 及 B51 基因型较多；④地理因素；⑤种族因素。

【病理】

非特异性血管炎是贝赫切特病主要病理特点。另一特点是在血管炎的基础上形成有血小板、白细胞黏附于血管管壁内皮细胞的血栓，使血管腔狭窄，组织缺氧变性、功能下降。

【诊断要点】

1. 临床表现

（1）基本症状

1）口腔溃疡：口腔溃疡多为首发症状，约99%的患者有反复发作的口腔溃疡。可发生于口腔黏膜的任何部位和舌部及扁桃体，但最好发于口唇、颊部黏膜及舌面，大多不留瘢痕。

2）眼部症状：约43%的患者有反复发作的眼病变，发作有一定的周期性，每发作一次，病情加重一次；临床表现多样，有反复发作的角膜炎、前房积脓、虹膜睫状体炎、脉络膜炎、视网膜炎、视神经炎、视神经萎缩、结膜炎等，眼部损害常可导致视力减退甚至失明。

3）外生殖器溃疡：约86%的患者有外生殖器溃疡。女性以阴唇溃疡多见，多在小阴唇和大阴唇的内侧，男性好发于阴囊、阴茎，亦可发生于会阴及肛门周围。溃疡边缘不整齐及内陷比口腔黏膜溃疡要深，愈合后留有瘢痕，周围炎症显著。

4）皮肤病变：约95%患者有皮肤病变。以结节性红斑最多见，亦可见多形性红斑及痤疮样毛囊炎，针刺皮肤有过敏反应，用消毒针刺皮肤会出现小丘疹或脓疱。

（2）系统症状

1）心血管系统的表现：大中小动静脉均可有血管炎，炎症使血管壁增厚，继而致管腔变窄，使血流缓慢，组织供血不足。长期的炎症反应使动脉壁的弹力纤维受损，失去韧性形成动脉瘤样的局部扩大。当脑动脉狭窄时，患者会出现头晕、头痛；冠状动脉狭窄时可出现心肌缺血，甚至心肌梗死；肾动脉狭窄时患者会出现肾性高血压等。

2）胃肠病变：可引起整个消化道和黏膜溃疡，回盲部受累最多。患者常有腹痛，局部伴有压痛、反跳痛；

其次表现为恶心、呕吐、腹胀、纳差、腹泻、吞咽不适等。重者可合并消化道出血、肠麻痹、肠穿孔、腹膜炎、食管狭窄等。

3）神经系统症状：病情严重，危害性最大，表现多样化。反复发作阵发性头痛最常见。神经系统症状较其他症状出现晚，可出现头晕、记忆力减退、严重头痛、运动失调、精神异常、反复发作的不同程度的截瘫和昏迷等。根据症状分为脑干损害、脑膜炎、良性颅压增高、脊柱损害、周围神经受损。

4）关节及肌肉症状：表现为单个关节或少数关节的肿痛。四肢大小关节及腰骶等处均可受累，以膝关节多见，无关节畸形及骨质破坏，有不同程度的功能障碍，可恢复正常。

5）肺部病变：少数患者出现肺部病变。可出现咯血、胸痛、气短、肺梗死等。

6）肾病变：可见血尿、蛋白尿。

7）其他症状：附睾炎、低热、乏力、食欲缺乏、心肺及肾损害。

2. 辅助检查　①血液学检查：血沉、C反应蛋白、红细胞沉降速度及白细胞分类；②皮肤针刺试验；③影像学检查；④血管造影；⑤内镜检查；⑥眼部检查；⑦超声心血管检查等。

3. 诊断标准　国际白塞病委员会分类诊断标准（国际标准）如下：①反复口腔溃疡，1年内反复发作至少3次；②反复生殖器溃疡；③眼部病变，如前和（或）后葡萄膜炎，裂隙灯检查玻璃体内可见有细胞，视网膜炎；④皮肤病变，如结节性红斑病、假性毛囊炎、脓性丘疹、痤疮样皮疹；⑤针刺试验呈阳性，用无菌皮下注射针头在前臂屈面斜行刺入皮下再退出，48h后观察。如在穿刺部位出现红色丘疹或伴小脓疱者为阳性。

凡有反复口腔溃疡并伴有其余4项中2项以上者，可诊断本病。

【治疗】

1. 一般治疗 急性活动期尤其是重要脏器受累时，应卧床休息。发作间歇期应预防复发，保持口腔内、眼部、会阴和皮肤清洁，避免进食刺激性食物，及时控制口腔咽部感染。食用富有营养及易消化的食物，忌生冷食物及饮酒。

2. 药物治疗

（1）局部治疗：糖皮质激素制剂的局部应用，口腔、外阴溃疡者涂抹糖皮质激素软膏，可使早期溃疡停止进展或减轻炎症性疼痛；前葡萄膜炎给予糖皮质激素眼药水或眼药膏。

（2）系统性治疗

1）糖皮质激素：泼尼松、甲泼尼龙等。

2）非甾体抗炎药：主要对关节炎的炎症有疗效。

3）秋水仙碱：对有关节病变及结节性红斑者有效，对口腔溃疡者也有一定疗效。

4）沙利度胺：对皮肤病变、黏膜溃疡，特别是口腔黏膜溃疡有疗效。妊娠女性禁用。

5）免疫抑制药：硫唑嘌呤、甲氨蝶呤、环磷酰胺、环孢素、雷公藤多苷。

6）其他：α-干扰素、TNF-α单克隆抗体。

3. 非药物治疗 外科治疗。

【主要护理问题】

1. 疼痛 与炎性反应有关。

2. 皮肤、黏膜完整性受损 与反复溃疡、皮肤损害有关。

3. 消化道出血的危险 与反复消化道溃疡有关。

4. 意识障碍 与神经系统病变有关。

5. 焦虑 与病情易反复,久治不愈有关。

6. 知识缺乏 缺乏疾病治疗、用药和自我护理知识。

【护理目标】

(1)减轻局部症状,主诉疼痛缓解或消失。

(2)皮肤、黏膜损伤减轻或恢复完好。

(3)增强患者自护能力,防止消化道出血,防止其他器官损害的发生。

(4)患者情绪稳定,正确面对自身疾病,积极配合治疗。

(5)患者对疾病相关知识了解,并学会自我监测和护理。

【护理措施】

1. 一般护理

(1)心理护理:该病为慢性病,病情比较长,效果不能达到立竿见影。

1)告诉患者要树立长期治疗,战胜疾病的信心,保持良好的情绪。

2)让患者认识贝赫切特病,了解相关知识。

3)尽量避免过度紧张的工作和生活,生活起居要有规律。

4)鼓励患者表达自身感受,并得到家庭、社会支持。

5)针对个体情况进行针对性心理护理。

(2)饮食护理

1)饮食应清淡,根据溃疡的程度选择软食、半流质、流质、易消化、富含蛋白质和维生素的食物。

2）多食新鲜的蔬菜和水果，多饮水，每日饮水量在2500ml以上。

3）避免进食刺激性食物，减少进食过硬、过热的食物，少食辛辣、生冷、海鲜等食物，戒烟酒。

4）加强营养，提高机体抵抗力。

（3）环境与休息

1）居住环境应干燥、清洁、阳光充足、通风良好。

2）生活应有规律，避免劳累，注意保暖，防止受凉感冒。

3）病情严重患者应卧床休息，病情缓解时，注意适当锻炼，增强自身防病能力。

4）劳逸结合保持良好情绪，注意清洁卫生，防止各种感染。

2. 专科护理

（1）基本症状的护理见表2-24。

表2-24 白塞病基本症状护理

口腔护理	评估患者口腔溃疡的部位、大小、数量、形状、颜色、有无渗出物、溃疡发生时间和愈合时间及溃疡的分级
	保持口腔清洁，加强餐前、餐后及睡前漱口
	使用软毛牙刷刷牙；口腔溃疡严重时禁止使用牙刷改用消毒棉球和漱口液；选用两种以上漱口液交替使用
	避免进食温度高、硬、有刺激的食物；口腔溃疡严重时应进食流质或半流质饮食
	口唇干燥者，涂抹唇油
	疼痛严重患者可用生理盐水配制成0.5%利多卡因溶液漱口，或用制霉菌素10～20片加进生理盐水500ml和复方硼砂液120ml分次漱口；口腔黏膜覆盖假膜时，应涂片查霉菌，溃疡面外涂锡类散

续表

眼部护理	评估患者有无视物模糊、视力减退；眼结膜是否充血、有无分泌物，检查分泌物性质、量
	眼球疼痛或有畏光、流泪、异物感及飞蚊感者少看书、电视，注意休息
	经常清洁眼睛，清除眼部分泌物
	眼部有感染时，可以白天滴眼药水，晚上涂眼膏并用纱布盖好，点眼药时，保持双手清洁，药水不可触及睫毛，以避免污染眼药，以免再次使用时加重眼部感染
	注意不要留长指甲，勿用手指揉眼，防止损伤角膜
	室内光线要暗，白天拉窗帘，避免阳光或灯光直接照射；外出应戴太阳帽或眼镜，以免风沙迷眼而再损伤眼睛
外阴护理	评估患者外阴溃疡的部位、大小、数量、形状、颜色、有无渗出物、溃疡发生时间和愈合时间
	每日用温水冲洗患处，保持局部清洁、干燥；必要时用 1：5000 高锰酸钾或 0.1% 安多福溶液进行冲洗，清洗后可外涂溃疡软膏
	溃疡期间避免性生活
	避免骑自行车或长时间步行，以免加重外阴损伤
	内裤选择宽松、柔软、优质纯棉，并勤用开水烫洗或阳光下暴晒
	女性患者月经期使用清洁卫生巾、卫生裤并及时更换，男性患者经常外翻包皮，防止溃疡面粘连
	在护理患者时动作应轻柔，避免摩擦患处
皮肤护理	评估皮肤有无红斑、破损、感染等
	保持皮肤清洁、干爽，用温水清洗皮肤，避免使用碱性肥皂、乙醇及有刺激性的洗涤用品等
	穿全棉内衣；常更换内衣、内裤、被服、床单
	卧床患者注意定时翻身，避免拖、拉、推等动作；同时也可按摩受压部位，以促进局部血供，防止压疮发生
	有毛囊炎者切忌挤压，可用 0.5% 碘伏溶液涂擦；如有破溃时，按外科无菌伤口处理，每日换药 1 次，换药时注意无菌操作，以防感染

续表

皮肤护理	执行各种注射时,严格无菌技术,注意提高成功率,避免同时多点穿刺,以降低针刺反应。针刺反应阳性患者静脉穿刺时直接从静脉上方或侧方入血管以保护静脉。为减少穿刺次数,可用静脉留置针,但要加强针眼处的消毒 给患者剪短指甲,以防抓破皮肤 避免紫外线及阳光直射皮肤

（2）系统症状的护理见表 2-25。

表 2-25　白塞病的系统症状护理

消化道症状护理	评估患者有无腹痛、腹胀、恶心、嗳气、压痛、反跳痛;有无便秘、黑便及胸骨后痛 有腹痛、黑便等症状者,应及时给予胃肠镜检查 根据溃疡的程度选择软食、半流质、流质易消化、富含蛋白质和维生素的食物 不进食过硬、过热的食物,少食辛辣、生冷、海鲜等食物,并戒烟酒 有消化道出血者,在出血停止后,以少食多餐为原则 饮食应少食糖,以免产酸产气,防止呕吐和腹胀 有腹膜炎者,采取半卧位以利于腹腔渗液局限
神经系统症状的护理	评估患者神经精神症状;有无谵妄、幻觉、猜疑、情绪行为异常、头晕、头痛、血压升高 严密观察神志、瞳孔、血压、心律、呼吸变化 患者出现神志异常时,注意保护患者,防止外伤和自伤,神志清醒时要加强心理疏导,保证充足的睡眠和休息 遵医嘱使用脱水剂、糖皮质激素等药物
血管炎的护理	评估患者皮肤颜色、温度,有无血压低、无脉或弱脉、头晕、头痛等症状 观察患者的血压、末梢动脉搏动情况 患者要避免劳累 在急性期应避免剧烈运动、长时间站立和长时间坐姿,每次时间不宜超过半小时

续表

血管炎的护理	肢体出现血栓性静脉炎的护理：要注意患肢的保护与保温、防止撞伤、砸伤及冻伤；鞋袜应宽松，要保暖防寒；保持患肢清洁卫生，避免刺激损害皮肤；促进肢体血液循环，局部热敷；防止关节的挛缩，肌肉的萎缩；抬高患肢，促进回心血量，减轻患肢的肿胀
关节炎的护理	评估关节疼痛的部位、关节数；有无红、肿、热、痛
	局部关节注意保暖，避免寒冷刺激
	对急性期、行动不便者给予生活上的照顾，关节疼痛时保持关节功能位，减少活动，将痛肢垫高，避免受压，疼痛缓解时适当运动
	必要时遵医嘱使用非甾体类消炎镇痛药，缓解患者疼痛
肺损害的护理	评估患者有无胸闷、咳嗽、胸痛、咳痰等症状
	及时给予氧疗
	定时为患者拍背，指导患者进行深呼吸，有效地咳嗽、排痰等
	多卧床休息，采取舒适体位

(3) 用药护理

1) 应告知患者坚持用药的重要性，在用药过程中不要随意换药、停用。

2) 讲解用药方法及注意事项，提高患者依从性。

3) 观察药物疗效及副作用。

4) 定期监测血压、血糖、电解质及肝肾功能等。

3. 健康宣教（表 2-26）

表 2-26 白塞病患者的出院宣教

饮食	合理饮食，以清淡、易消化，富含蛋白质、维生素，含钾、钙丰富为宜；忌辛辣、刺激性食物；禁烟酒
	避免进食温度高、硬的食物
药物	遵循医嘱用药，勿自行停药
运动	急性期减少运动，缓解期适当运动
	养成良好的生活习惯，进行功能锻炼

续表

自身防护	增强抵抗力，注意个人卫生
	保持口腔、皮肤、会阴清洁
	注意保护眼睛
	穿全棉宽松内衣
复查	门诊随访，定期复查

4. 并发症的处理及护理（表2-27）

表2-27　白塞病并发症的处理及护理

常见并发症	临床表现	处理
消化道黏膜溃疡出血	呕血、便血、头昏、心悸、恶心、口渴、黑矇或晕厥；皮肤由于血管收缩和血液灌注不足而呈灰白、湿冷；按压甲床后呈现苍白，且经久不见恢复；静脉充盈差，脉搏快而弱，血压下降	评估患者出血量 监测患者意识、生命体征，出现异常情况，给予针对性的处理 注意给患者保暖，保持侧卧 遵医嘱输血、输液
动静脉栓塞	栓塞不同部位有不同表现；血栓部位疼痛或胀感，皮温明显降低，栓塞远心端动脉搏动消失	观察栓塞部位，注意临床表现、观察皮肤温度 抬高患肢，血栓处禁止按摩防止血栓脱落引起肺栓塞 出现异常情况，及时处理

【特别关注】

（1）基本症状的护理。

（2）健康宣教。

（3）药物指导。

【前沿进展】

生物制剂用于治疗白塞病患者的葡萄膜炎和皮肤损

伤等取得良好疗效。免疫耐受治疗可能会预防葡萄膜炎的复发。

（1）α-干扰素具有抗病毒及自然杀伤细胞的活性，治疗口腔损害、皮肤病及关节症状有一定疗效，也可用于眼部病变的急性期治疗。

（2）TNF-α单克隆抗体可有效缓解DMARDs抵抗白塞病患者的临床症状，包括皮肤黏膜损伤、葡萄膜炎和视网膜炎、关节炎以及胃肠道损伤等。

（3）免疫耐受疗法：已证实热休克蛋白（HSP）与白塞病有关。将HSP60的336～351序列多肽与佐剂一同注射于Lewis大鼠皮下，可诱发葡萄膜炎。口服与重组霍乱毒素B亚基（CTB）结合的这种HSP多肽，可以有效预防葡萄膜炎。该方法已用于Ⅰ/Ⅱ期临床试验。免疫耐受治疗不良反应较少，但还需Ⅲ期临床试验进一步证实才可用于治疗白塞病。一旦疗效得到证实，将成为一种较好的治疗选择，或者可与其他治疗方法联合应用。

【知识拓展】

白塞病的中医治疗

白塞病的临床症状类似于中医之"狐惑病"，其病名首见于《金匮要略·百合病狐惑阴阳毒病脉证并治第三》中，谓："狐惑之为病，状如伤寒，默默欲眠，目不得闭，卧起不安，蚀于喉为惑，蚀于阴为狐，不欲饮食，恶闻食臭，其面目乍赤、乍黑、乍白。蚀于上部则声喝，甘草泻心汤主之。"中医治疗具有辩证论治、整体调节、不良反应小的特点，在疾病的发作及养护治疗中具有较大的优势。中医治疗白塞病，包括湿热论、热毒论、瘀热论、气阴两虚论、脾肾阳虚论、伏气温病论、络病论等不同治法。认为白塞病病机复杂，症状变化反复。临床治疗要辩证论治，圆机活法，发扬中医药在治疗白塞病中的优势作用。

（卢 俊 梁 燕）

第九节 原发性干燥综合征患者的护理

【概述】

干燥综合征（Sjögren's syndrome，SS）是一种侵犯外分泌腺体，尤以唾液腺和泪腺为主的慢性自身免疫病。本病可单独存在，称为原发性干燥综合征（primary Sjögren's syndrome，pSS），亦可与已确定的自身免疫疾病，如类风湿关节炎、系统性硬化症、系统性红斑狼疮、皮肌炎等并存，称为继发性干燥综合征（secondary Sjögren's syndrome）。

原发性干燥综合征属全球性疾病，在我国人群的患病率为0.29%～0.77%，本病女性多见，发病年龄多在30～40岁，也见于儿童。

【病因】

病因可能与以下因素有关：①遗传因素；②感染因素；③性激素等。

【病理】

本病有两类主要的病理改变：①受累腺体间淋巴细胞的进行性浸润，腺体上皮细胞先增生，随后萎缩，被增生的纤维组织取代。②外分泌腺以外的病变，以血管炎为主。长期的血管炎可导致闭塞性动脉内膜炎。

【诊断要点】

1. 临床表现

（1）眼部症状：由于泪腺分泌功能下降，患者自觉眼部干涩、"沙粒感、烧灼感、幕状感"，眼睑沉重，视物模糊、畏光、泪液少，少数泪腺肿大，易并发感染，可有轻度结膜炎，严重者欲哭无泪。

（2）口腔症状：患者述口干、严重者有吞咽困难、不能进食，需用水、汤送下。唇和口角干燥皲裂，有口臭。

猖獗齿：牙齿发黑，呈粉末状或小块破碎，无法修补，最终只留下残根称猖獗齿（图2-4）。

舌：舌面干，舌质红，舌背丝状乳头萎缩，患者诉疼痛。味蕾数目减少，进食无味。

唾液腺炎：腮腺、颌下腺反复肿大，伴疼痛、发热。

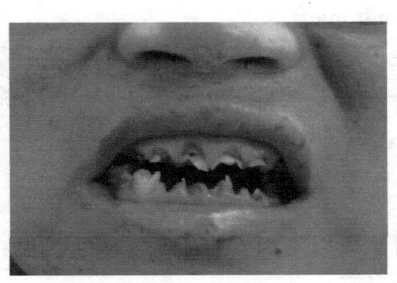

图2-4　干燥综合征猖獗齿

（3）皮肤：干燥如鱼鳞。

（4）关节疼痛：70%～80%患者有关节疼痛。

2. 辅助检查　①眼部检查：Schirmer（滤纸）试验、角膜染色、泪膜破碎时间；②口腔检查：唾液流率、腮腺造影、唾液腺核素检查、唇腺活检组织学检查；③血清免疫学检查：抗SSA抗体、抗SSB抗体、免疫球蛋白；④尿pH检查；⑤其他：肺影像学、肝肾功能测定。

3. 诊断标准 2002年干燥综合征国际分类（诊断）标准如表2-28。

表2-28 干燥综合征分类标准的项目

Ⅰ.口腔症状：3项中有1项或1项以上
1. 每日感口干持续3个月以上
2. 成年后腮腺反复或持续肿大
3. 吞咽干性食物时需用水帮助
Ⅱ.眼部症状：3项中有1项或1项以上
1. 每日感到不能忍受的眼干持续3个月以上
2. 有反复的沙子进眼或砂磨感觉
3. 每日需用人工泪液3次或3次以上
Ⅲ.眼部体征：下述检查≥1项或1项以上阳性
1. Schirmer Ⅰ 试验（+）（≤5mm/5min）
2. 角膜染色（+）（≥4 van Bijsterveld 计分法）
Ⅳ.组织学检查：下唇腺病理示淋巴细胞灶（指4mm² 组织内至少有50个淋巴细胞聚集于唇腺间质者为一灶）
Ⅴ.唾液腺受损：下述检查任1项或1项以上阳性
1. 唾液流率（+）（1.5ml/15min）
2. 腮腺造影（+）
3. 唾液腺同位素检查（+）
Ⅵ.自身抗体：抗SSA或抗SSB（+）（双扩散法）

注：原发性干燥综合征指无任何潜在疾病的情况下，有下述2条则可诊断：①符合表2-28中4条或4条以上，但必须含有条目Ⅳ（组织学检查）和（或）条目Ⅵ（自身抗体）；②条目Ⅲ、Ⅳ、Ⅴ、Ⅵ 4条中任3条阳性。

【治疗】

本病目前尚无根治方法。主要是采取措施改善症状,控制和延缓因免疫反应而引起的组织器官损害的进展以及继发性感染。

【主要护理问题】

1. 舒适的改变　口干、眼干与慢性炎性自身免疫疾病累及唾液腺、泪腺有关。

2. 皮肤完整性受损　与疾病累及皮肤有关。

3. 疼痛　与关节炎性病变有关。

4. 知识缺乏　缺乏疾病治疗、用药和自我护理知识。

5. 焦虑　与疾病久治不愈有关。

【护理目标】

（1）口眼干燥得到改善。

（2）破损皮肤不发生继发感染,不出现新的皮肤损伤,病人及家属学会皮肤护理。

（3）主诉疼痛消除或者减轻,能运用有效方法消除或减轻疼痛。

【护理措施】

（一）一般护理

1. 心理护理　本病常因病变累及多系统而影响病人的生活、学习、社交、经济等,病人易出现负性心理反应,通过向患者交谈,介绍本病相关知识,讲解良好的情绪有利于病情的好转,列举成功的经验,使病人情绪稳定,积极配合治疗及护理。

2. 休息与环境　卧床休息,待病情好转后逐渐增

第二章 弥漫性结缔组织病患者的护理

加活动量，保持病室适宜的温度及湿度，温度保持在18～21℃，湿度保持在50%～70%，可以缓解呼吸道黏膜干燥所致干咳等症状，并可预防感染。角膜炎者出门宜戴有色眼镜，居室环境光线宜暗。

3. 饮食 饮食不仅使患者获得必需营养物质，在治疗过程中也起到一定的辅助作用，由于发热及口腔黏膜干燥引起的食欲减退，应忌食辛辣、过热、过冷、油炸食物，以及姜、葱、蒜、辣椒、胡椒、花椒、茴香等刺激性食物，以防助燥伤津，加重病情，忌烟酒，宜进食富有营养的清淡软食，补充体内必需的维生素B，如多吃一些胡萝卜，避免口唇干裂。

4. 发热的护理 多饮水及果汁，室内定时通风，监测生命体征，遵医嘱给予药物降温，观察用药后的效果及不良反应。

（二）专科护理

1. 常见症状、体征的护理（表2-29）

表2-29 干燥综合征的症状护理

口、眼干燥护理	由于患者唾液腺、泪腺分泌减少，抗菌能力下降，导致口腔和眼的炎症，要注意眼部清洁，嘱患者勿用手揉眼睛；每日用温、软毛巾湿敷眼部，眼部干燥可用人工泪液或0.11%甲基纤维素滴眼，睡前涂抗药膏，避免强光刺激；夏季外出戴墨镜，多风天气外出时戴防风眼镜；避免长时间看书和看电视
	做好口腔护理，注意保持口腔清洁，三餐后刷牙、漱口，减少龋齿和口腔继发感染，发生口腔溃疡时，可用生理盐水棉球擦洗局部，多饮水及生津饮料，咀嚼无糖口香糖，可食促进唾液分泌的食物，如：话梅、山楂等酸性食物，同时禁烟、酒
	室内温度勿过高，室温宜维持在18～20℃、湿度维持在50%～70%为宜，以免加重干燥

续表

猖獗齿护理	指导患者保持口腔清洁,避免坚硬食物,定期做牙科检查,防止或延缓龋齿的发生,使用防龋牙膏,有条件的患者行龋齿修补
雷诺现象护理	给予保暖,外出时戴手套,避免寒冷、情绪激动,忌饮咖啡、浓茶等,以免引起血管收缩
关节、肌肉痛护理	急性期应卧床休息,缓解期根据病情给予理疗、热敷、按摩等以减轻疼痛;教患者使用放松技巧,转移注意力,避免诱发因素
贫血、血小板减少护理	应密切观察贫血、血小板减少的相关症状,并嘱咐患者起床或下蹲后缓慢站起以防跌倒,用软毛牙刷刷牙,不用牙签剔牙,以防牙龈出血
低钾性软瘫护理	给予静脉或口服补钾,观察血钾变化,使病人血钾维持在正常水平;如病人出现四肢无力,可行肢体的被动及主动运动,以避免肢体废用和萎缩
皮肤、阴道护理	皮肤干燥是由于皮脂腺分泌减少,散热机制受影响所致,告知患者不能在炎热的地方停留,保持皮肤的清洁,洗浴时温度不宜过高,用中性沐浴液,皮肤干燥可使用皮肤保湿膏,女性患者多有阴道干燥,可使用润滑剂,对绝经妇女可遵医嘱阴道局部应用雌激素

2. 用药的护理

(1)应告知患者坚持正规用药的重要性。指导患者遵医嘱按时、足量服药,在用药过程中不要轻易换药、轻易停用。

(2)讲解用药方法及注意事项,提高患者依从性。

(3)观察药物疗效及不良反应。

(4)用药指导见附录。

3. 唇腺活检的护理 唇腺活检术(labial gland biopsy)就是从唇腺取出小腺体进行病理检查的过程。

(1)术前护理:充分沟通、评估患者身体和口腔状况，积极处理口腔感染及龋齿；术前检查出凝血时间及血小板计数；向患者介绍手术目的及其必要性，手术过程及体位、配合；加强心理护理，缓解其焦虑情绪。

（2）术中护理：协助患者取仰卧位或坐于口腔检查椅上，稳定患者情绪，观察患者面色、呼吸、脉搏及术中有无出血。

（3）术后护理：术后评估患者创面疼痛程度，有无出血及张口困难等，重视患者的主诉，如有异常情况通知医生及时处理；可予以局部冷敷缓解疼痛；必要时予以镇痛药口服；一般无需抗生素治疗。

（4）健康教育：患者术后口腔创面都有不同程度的疼痛、肿胀、渗血，影响休息及进食。术后24h给予冰袋局部冷敷，不能耐受者可给予冰生理盐水含漱，必要时给予利多卡因稀释液含漱。术后24h进食凉的流质或半流质饮食。症状缓解后，根据病情选择饮食。宜选择柔软、清淡、易消化营养丰富食物，少食多餐，避免辛辣刺激性食物如酒、茶、咖啡、各类油炸食物等；可适量吃些水果，如西瓜、甜橙、鲜梨等；严禁吸烟；进食时食物刺激引起疼痛加剧者可尝试改用吸管进食。加强口腔护理，餐后将食物残渣清除；三餐前后及睡前保持口腔清洁，常规用口灵含漱液漱口。避免使用抑制唾液腺分泌的抗胆碱能作用的药物，如阿托品、山莨菪碱等。室内温湿度适宜，定期开窗通风，注意空气消毒，以减轻呼吸道、口腔黏膜干燥。

（三）健康宣教（表2-30）

表2-30 干燥综合征患者的出院宣教

饮食	合理饮食，饮食宜清淡、营养要丰富、易消化，忌食生、冷及辛辣刺激食物

续表

日常生活	角膜炎者出门宜戴有色眼镜，居室环境光线宜暗；注意保暖，防止受凉感冒
	保持口、眼湿润，清洁；防止皮肤干燥，用温水湿敷、涂润肤膏；阴道干燥影响性生活可涂润滑剂
药物	遵医嘱坚持正确服药，勿随意减用或停用激素，了解药物副作用，如有异常及时停用并就医，应用免疫抑制剂宜多饮水
自我监测	学会自我病情监测，病情变化时，及时就医，以避免重要脏器受损
复查	门诊随访，定期复查肝、肾功、血象等

【前沿进展】

目前对干燥综合征发病机制的研究热点已从淋巴细胞局灶浸润泪腺、涎腺等外分泌腺造成腺泡细胞坏死，转移到对残存形态正常的腺泡细胞的功能异常上来。从对乙酰胆碱 M3 受体及 AQPs 分子的研究可见：pSS 患者淋巴细胞活化产生淋巴因子和自身抗体，阻断乙酰胆碱对腺体分泌信息的传递。SS 患者血清中的免疫球蛋白持续作用于泪腺和涎腺的 M3 受体，起类似毒蕈碱型胆碱能激动剂的作用，可以诱导 M3 受体发生脱敏，胞吞和（或）细胞类的降解，进而改变 AQPs 分子的分布，同时 T 淋巴细胞、凋亡和穿孔素相关机制引起的泪腺小管、腺泡结构的破坏，也可继发抗 M_3 受体抗体的产生，参与 pSS 的发病机制引起口、眼干燥等症状。Steinteld 的研究已经发现抗 TNF-α 抗体可以通过恢复 AQP5 在涎腺腺泡细胞顶面的适当分布，改善 SS 患者在无刺激状态下的唾液流率。使用 infliximab 后显著改善疾病活动的各项指标，包括口干症状的程度和语言的流畅程度和无刺激状态下的唾液流率。因而，水分子 AQPs 及抗 M3 抗体的研究将对 SS 的治疗产生影响。

【特别关注】

（1）口、眼干燥的护理。
（2）心理护理。
（3）健康教育及自我护理。

【知识拓展】

原发性干燥综合征与继发性干燥综合征

从 1888 年 Hodden 描述了 1 例同时有唾液腺和泪腺缺乏的患者以来，相继有有关腮腺、颌下腺、泪腺肿大的报道，但仅限于外分泌腺局部。1933 年 Sjögren 描述了 19 例干燥性角膜结膜炎患者同时伴有口腔干燥征，其中 13 例合并有慢性关节炎。由此提出了本病是一个系统性疾病的新概念。此后 Sjögren's syndrome 就成为本病的代名词，并一直沿用至今。SS 是风湿病中较常见的全球性疾病。国外资料老年人群调查的患病率为 3%～4%，被认为是仅次于类风湿关节炎（RA）的常见风湿病。国内由于风湿病研究起步较晚，80 年代初期教科书中还将本病列为罕见的疾病。随着风湿病学在全国的广泛开展和研究，对 SS 的认识也更深入。通过流行病学的调查发现，国内本病的患病率为 0.29%～0.77%，不低于 RA 的患病率（0.3%～0.4%）。

干燥综合征分为原发性和继发性两类，前者指不具另一诊断明确的结缔组织病（CTD）的干燥综合征。后者是指发生于另一诊断明确的 CTD，如系统性红斑狼疮、类风湿关节炎等的干燥综合征。

（陈 红 马 玲）

第十节 抗磷脂抗体综合征患者的护理

【概述】

抗磷脂综合征（antiphospholipid syndrome，APS）是一种较为常见的自身免疫性疾病，临床上以反复动脉、静脉血栓形成，习惯性流产和（或）血小板减少，以及抗磷脂抗体（antiphospholipid antibody，APL）（主要是中-高滴度抗心磷脂抗体和狼疮抗凝物）持续阳性为主要特征。多见于年轻人，60%～80%为女性患者，女性患者中位年龄30岁。

【病因】

APS按病因学可分原发性和继发性两类，目前该病的确切病因尚不明确，现有研究认为继发性APS后者主要与自身免疫性疾病、肿瘤、药物（包括口服避孕药）、吸烟史等因素相关。

【病理机制】

APL在体外有抗凝作用，而在体内却与血栓形成及凝血有关，能够诱发血栓形成。首先，APL可介导内皮细胞上黏附分子受体和组织因子表达，与血小板磷脂结合后可促进血小板聚集，致使血管收缩，血流缓慢，抗血小板凝集功能减弱，导致血栓形成。其次，APL通过与磷脂相互作用形成免疫复合物，使血小板和血管内皮细胞膜受损，促进磷脂依赖性凝血过程的发生。另外，APL对抗凝物质的抑制作用也促进了血栓发生。

【诊断要点】

1. 临床表现

（1）血栓形成：APS静脉血栓形成以深静脉血栓形

成(deep venous thrombosis,DVT)为主,以下肢深静脉血栓和肺栓塞(pulmonary embolism,PE)最常见,还可表现为上腔静脉、下腔静脉、肝静脉(Budd-Chiari syndrome)、视网膜和颅内静脉窦血栓形成。动脉血栓的最常见表现为脑卒中或短暂性脑缺血发作(transient ischemic attack,TIA)。微血管受累可出现肾衰竭和皮肤梗死(表2-31)

表2-31 抗磷脂综合征常见临床表现

静脉	
肢体	深静脉血栓;血栓性静脉炎
脑	中枢静脉窦血栓
肝脏	Budd-Chiari综合征 肝肿大;肝酶升高
肾脏	肾静脉血栓(可以引起肾梗死)
肾上腺	中央静脉血栓;出血、梗死;Addison病;肾上腺功能减退
肺	肺栓塞;毛细血管炎;肺出血;肺动脉高压
大静脉	上腔静脉综合征;下腔静脉综合征
皮肤	网状青斑;皮下结节
眼	视网膜静脉血栓
动脉	
肢体	缺血;坏疽
脑	卒中;短暂性脑缺血发作;Sneddon综合征* 急性缺血性脑病;多发性脑梗死性痴呆
心脏	心肌梗死;动脉搭桥术后闭塞;PTCA术后再狭窄 循环衰竭;心脏停搏 心肌肥厚;心律失常;心动过缓
肾脏	肾动脉血栓;肾梗死 肾血栓性微血管病

续表

动脉	
肝脏	肝梗死
主动脉	主动脉弓综合征
皮肤	肢端坏疽；慢性下肢溃疡；血管炎样斑
眼	视网膜动脉及小动脉血栓

（2）病态妊娠：无法解释反复发生的死胎、流产。可以发生于妊娠的任何阶段，以妊娠第4～9个月最常见。

（3）灾难性血管闭塞：少数患者在短期进行性出现多部位血栓形成，主要累及心、脑、肺、肾等重要脏器，易出现多器官功能衰竭而死亡，又称之为恶性抗磷脂综合征。

2. 辅助检查 ①血清学中等或高低度的 IgG 型和（或）IgM 型抗心磷脂抗体；②血浆中存在狼疮抗凝物；③抗 β_2GPI 抗体阳性；④血常规：血小板减少、中性粒细胞减少等；⑤组织病理检查。

3. 诊断要点 诊断标准见表 2-32 和表 2-33。

表 2-32 原发性抗磷脂综合征的分类标准（1988，Asherson）

诊断条件	
临床表现	
1. 静脉血栓	
2. 动脉血栓	
3. 习惯性流产	1. 满足 1 条临床表现加 1 条实验室指标
4. 血小板减少	2. APL 阳性 2 次，间隔时间 > 3 个月
实验室指标	3. 随访 5 年以上排除 SLE 或者其他自身免疫性疾病
1. IgG 型 APL（中 / 高水平）	
2. IgM 型 APL（中 / 高水平）	
3. LA 阳性	

表2-33 抗磷脂综合征的初步分类标准（1998，Sapporo，Japan）

符合至少1项临床标准加1项实验室标准，则可以确诊抗磷脂综合征

临床标准

1. 血管性血栓形成

  （1）发生在任何组织或器官的一次或一次以上的动脉、静脉或小血管栓塞的临床事件

  （2）由造影、多普勒超声或组织病理学证实的栓塞，除外浅表静脉栓塞

  （3）组织病理学证实有血管栓塞，血管壁应无明显炎症证据

2. 病态妊娠

  （1）怀孕10周或超过10周时，发生1次或1次以上无法解释的形态死胎，经过超声证实或直接的胎儿检查确证，或

  （2）怀孕34周或不足34周时，发生1次或1次以上形态正常胎儿因严重的先兆子痫或严重到胎盘功能不全而早产，或

  （3）在怀孕10周之内，发生3次或3次以上连续的无法解释的自发流产，除外母体解剖和内分泌的异常及父母亲染色体方面的原因。

  对于1种以上类型的病态妊娠患者进行研究时，鼓励研究者依据上述（1）、（2）、（3）进一步分亚组。

实验室标准

1. 至少间隔6周的2次或2次以上发现血中存在中等或高滴度的IgG型和/或IgM型抗心磷脂抗体（ELISA法检测出 β_2 糖蛋白-1（β_2GP1）依赖型抗心磷脂抗体）

2. 至少间隔6周的2次或2次以上发现血浆中存在狼疮抗凝物（检验根据"国际血栓与止血协会"指南进行）

  （1）磷脂依赖性的凝血过筛试验延长，如APTT、KCT、dRVVT、稀释的PT和TT

  （2）与缺乏血小板正常血浆混合无法纠正以上延长的时间

  （3）补充外源磷脂可以缩短或纠正以上延长的时间

  （4）排除其他的凝血系统异常，如存在因子Ⅷ抑制物或肝素

【治疗】

抗磷脂综合征根据血清抗体类型，可以分为两种亚型：狼疮抗凝物质综合征（LACS）和抗心磷脂抗体综合征（CLAS），后者更为常见。两者的临床症状略有区

别，抗心磷脂抗体引起的血栓形成常引发动脉和静脉血栓形成，而狼疮抗凝物较易引起静脉血栓形成，APS诊疗基本原则见表2-34。

表2-34 APS的治疗策略

临床情况	治疗
无症状	不治疗，或ASA 75mg/d
可疑血栓	ASA 75mg/d
反复静脉血栓	华法林，INR 2.0～3.0，无限期
动脉血栓	INR3.0，无限期
初次妊娠	不治疗，或ASA 75mg/d
单次流产，<10周	不治疗，或ASA 75mg/d
反复流产，或10周以后流产，无血栓	妊娠全过程及产后6～12周小剂量肝素（5000IU，每日2次）
反复流产，或10周以后流产，血栓形成	妊娠全过程肝素治疗，产后用华法林
网状青斑	不治疗，或ASA 75mg/d
血小板 $> 50 \times 10^9/L$	不治疗
血小板 $< 50 \times 10^9/L$	泼尼松1～2mg/kg

注：ASA：阿司匹林；INR：国际标准化比率。

(1) 血栓形成的治疗

1) 急性期积极溶栓：华法林治疗静脉血栓形成很有效；抗血小板聚集主要是阿司匹林；肝素和低分子肝素也是常用药物。

2) 预防期：发生血栓之前，不主张预防性治疗。

(2) 病态妊娠

1) 评估患者：对于准备妊娠的APS患者应详细询问病史，进行妊娠风险探讨以指导治疗。

2) 阻止习惯性流产：大剂量激素联用小剂量阿司匹

林,肝素联用阿司匹林也有同等效果。

【主要护理问题】

1. 组织灌注量改变 与血管性血栓形成有关。

2. 潜在并发症 肢体缺失、重要脏器受累导致相应功能丧失、灾难性血管闭塞等。

3. 焦虑/抑郁 与反复发生血栓、反复妊娠失败有关。

【护理目标】

(1)患者主诉不适感减轻或消失。

(2)了解并发症,并发症发生后能得到及时治疗与处理。

(3)患者正确认识疾病,有效减轻焦虑/抑郁程度,配合治疗及护理。

【护理措施】

(一)一般护理

1. 心理护理

(1)解释抗磷脂抗体综合征的注意事项。

(2)鼓励患者表达自身感受,释放心理压力。

(3)教会患者自我放松、自我观察的方法。

(4)个体化进行心理护理,避免患者悲观失望,学会自我调节、树立信心。

(5)鼓励患者家属和朋友理解患者,给予患者关心和支持;尤其是对于有生育要求的患者,要积极鼓励患者正确面对疾病,规范治疗。

2. 饮食护理

(1)合理清淡低脂饮食,均衡膳食,保证热量和多种维生素的合理搭配;多吃新鲜蔬菜、水果,防止便秘。

(2)避免食用辛辣刺激食物;避免食用质硬、锐利的食物,以免损伤消化道,增加出血风险。

(3)发生流产的患者应注意加强营养,蛋白质供应1.5～2g/d;避免摄入过多脂肪。

3. 环境与休息

(1)居住环境应干净、舒适、通风,避免阴暗潮湿。

(2)注意保暖:特别是指端、受累部位,避免受凉、感冒。

(3)血栓形成或血栓栓塞时应卧床休息,受累肢体制动;尽量减少活动,避免剧烈运动;发生病态妊娠的患者特别要注意休息,已经流产患者应按照产后护理进行护理。

(4)症状缓解后,可逐步进行功能训练,逐渐活动,适当锻炼。

(二)专科护理

1. 病情观察及常规护理

(1)观察并记录患者生命体征,循环情况,警惕新发栓塞。

(2)肢端溃疡或皮肤坏死的患者注意观察皮肤状况并加强护理。

(3)中枢受累患者注意对意识状态的观察。

(4)呼吸系统受累患者按急性肺栓塞、肺动脉高压和急性呼吸窘迫症进行护理。

(5)重症 APS 患者密切观察生命体征、意识状态、出入量等。

(6)妊娠期 APS 患者妊娠并发症发生率增高,应密切产期和产前母婴监护。

(7)治疗期间患者注意观察皮肤、黏膜有无出血趋向。

2. 系统损害的护理

（1）呼吸系统受累的护理：评估患者呼吸系统受累程度，持续低流量吸氧，创造安静舒适的休息环境，避免过度嘈杂。

（2）重症患者心电监护：采取合适的体位，如病情允许，可协助患者取斜坡卧位，床档保护。教患者使用放松技巧，转移注意力。遵医嘱给予药物治疗，并评价其疗效。

（3）神经系统受累的护理：评估神经系统受累程度，包括意识状态、生命体征及生活自理能力。加强患者保护、避免受伤，必要时加用约束带。采取合适体位，定期翻身拍背。加强口腔护理、皮肤护理、生活护理。

（4）泌尿系统受累的护理：评估患者泌尿系统受累程度，包括生命体征、出入量、小便性状。卧床患者定时翻身，防止压疮。密切监测患者血压、心率、尿量，若有异常及时报告医师处理。

（5）其他系统受累：评估系统受累程度，给予个体化专科护理。

3. 习惯性流产护理

（1）常规护理：监测生命体征，流产后3日以卧床休息为主，避免过早劳动或锻炼。

（2）产科护理：定期翻身；清洗外阴防止逆行感染；观察阴道分泌物，垫巾污染及时更换；观察有无腹痛及内出血等症状。

（3）流产后心理护理。

4. 血小板减少的护理

（1）常规护理：患者绝对卧床休息、避免碰撞；严密观察脉搏、呼吸、血压、神志、肢体温度及周围血管充盈情况；观察排泄物量及颜色；若有大出血者，遵医嘱迅速建立静脉通道、配血等抢救措施。

（2）心理护理：安抚患者，减轻或消除恐惧感积极配合治疗。

5. 药物护理

（1）告知正规用药的重要性，提高患者依从性。

（2）观察药物副作用。华法林常见副作用包括出血、恶心、腹泻、皮肤坏死等，在给药过程中应严密监测 INR 变化。抗血小板聚集药物阿司匹林常见副作用为恶心、呕吐、腹痛、胃肠道症状、消化道出血、可逆性耳鸣、听力下降、肝肾损害等，应嘱患者多饮水，预防碰撞，定期复查血尿常规、肝肾功能、凝血功能等。

（三）健康宣教

通过健康宣教，引导 APS 患者正确了解病情，明确治疗目的，通过规范治疗和随访，有效控制病情。

出院宣教：饮食规律，忌烟酒，避免辛辣刺激及质硬食物；注意休息，适当运动，避免受凉感冒；每月复查 1 次，检查肝肾功能、血常规、凝血图及 B 超等，定期随诊评估病情并调定药物剂量。

【特别关注】

（1）患者心理护理。
（2）患者用药指导。
（3）治疗中和治疗后的护理。
（4）并发症的早期观察及处理。

【前沿进展】

1. APS 护理新进展 APS 作为一种慢性病，具有难以治愈的特点，为了控制症状、延缓病情发展，需要长期维持治疗甚至终生治疗。该病患者不仅要应对认知、生理、心理、社会、家庭等各方面的挑战，还不得不面对疾病带来的生理改变，经常到医院就诊或者住院、妊娠困难、长期用药及各种检查和治疗带来的痛苦等很多问题。而不良的心理状态和情绪反应将对疾病的转归和预后产生负面影响；因此有效疏导患者情绪，指导患者正确面对疾病是心理护理的重点。

APS 患者发生血管栓塞后引起相应部位组织缺血甚至坏死，导致相应功能丧失，甚至发生致死性并发症。因此，在已经发生栓塞的患者应按照受累脏器进行相应护理，并且在护理过程中需要仔细观察病情，警惕再栓塞；治疗后的患者需要注意抗凝剂的副作用，如患者出血趋向等。

2. APS 患者随访 随着 APS 早期诊断、积极治疗的深入发展，该病诊断率逐渐增高，随访人数也持续上升，相关随访的重要性和存在的问题也日益显现出来。通过电话随访、门诊随访及网络随访等各种途径的随访方式指导患者日常生活及后续治疗中需要关注的问题，同时搜集患者各个时期内的相关资料，为进一步提高 APS 患者生存质量提供客观依据。护士参与的随访是当代护理工作的重要内容之一。在循证医学深入发展的今天，还需要大规模前瞻性对照研究来证实加强随访的益处、早期治疗复发。

【知识拓展】

抗心磷脂抗体与自身免疫性疾病

早在 1906 年，Wassermann 发现一种可与患有先天性梅毒胎儿的肝脏提取物作为抗原发生反应的抗体，称之为"反应素"。1941 年 Pangborn 证实这种抗原是一种磷脂，将其命名为心磷脂。

1950年Moore等人发现慢性BFP-STS人群中自身免疫性疾病的患病率很高,其中系统性红斑狼疮(SLE)尤为突出,高达33%~44%。1952年Conley和Hertman报道了2例SLE患者的血浆中发现了一种特异的外凝血抑制因子。Mueller等人也观察到类似的现象,这种抗凝物质也存在于一些非SLE患者中。Feinstein和Rapaport仍将此物质命名为狼疮抗凝物(lupus anticoagulant,LA)。

1983年,Harris用固相放射免疫分析法对SLE患者血中LA进行了分析,发现在61%的患者呈阳性,将其称为抗心磷脂抗体(anticardiolipin antibody,ACL)。同年Hughes等首次描述了一组以静脉和动脉血栓形成、习惯性流产、神经疾病以及抗磷脂抗体阳性为主要表现的临床综合征。

1985年Hughes首次提出抗心磷脂综合征(anticardiolipin syndrome)的概念。

目前,越来越多的抗心磷脂抗体综合征相关研究提示,该病是一个涉及多系统的非炎性自身免疫性疾病,较大程度上影响患者身心健康和生活质量,易导致多系统多器官的功能异常甚至丧失。因此,合理改善病情、有效防止复发及改善并发症是目前治疗和护理的重点。

(崔贝贝 谭淳予)

第十一节 结节性脂膜炎患者的护理

【概述】

结节性脂膜炎(nodular panniculitis)是一种原发于脂肪小叶的非化脓性炎症,1925年Weber进一步描述了它具有复发性和非化脓性特征。1928年Christizn强调了发热的表现,此后被称为"特发性小叶性脂膜炎或复发性发热性非化脓性脂膜炎",即"韦伯病"(Weber-Christizntin disease)。本病好发于 30～50 岁的女性,但也可发生于婴儿至老年的任何年龄阶段。

【病因】

确切病因目前尚未明确,可能与以下因素有关:

1. 免疫反应异常 异常的免疫反应可由多种抗原的刺激所引起,如细菌感染、食物和药物等。此外,卤素化合物如碘、溴等药物,磺胺、奎宁和锑剂等均可诱发本病。

2. 脂肪代谢障碍 有报道显示,本病与脂肪代谢过程中的某些酶的异常有关。还发现本病有 α-1 抗胰蛋白酶缺乏,可能导致免疫学和炎症反应发生调节障碍。

【病理】

以脂肪细胞的坏死和变性为特征。病理变化可分 3 期:①早期为脂肪细胞变性、坏死和炎症细胞浸润,伴有不同程度的血管炎症改变;②继之出现以吞噬脂肪颗粒为特点的脂质肉芽肿反应,可有泡沫细胞、噬脂性巨细胞、成纤维细胞和血管增生等;③最后皮下脂肪萎缩纤维化和钙盐沉着。

【诊断要点】

1. 临床表现 临床上呈急性或亚急性过程,以反复全身不适、关节痛、发热、皮下结节为特征,受累的皮肤反复发生红斑,时有压痛,并有水肿性皮下结节。损害呈多发性、对称性、成群分布,最常受累的部位是双下肢,常伴全身不适、发热与关节疼痛,亦可出现恶心、呕吐、腹痛、体重下降、肝脾肿大及其他内脏损害。其病程有很大差异，主要取决于受累器官的情况，根据受累部位可分为皮肤型和系统型。

（1）皮肤型：病变只侵犯皮下脂肪组织，而不累及内脏，临床上以皮下结节为特征，皮下结节大小不等，直径一般为1～4cm，亦可大至10cm以上。在几周到几个月的时间内成群出现，呈对称分布，好发于股部与小腿，亦可累及上臂，偶见于躯干和面部。皮肤表面呈暗红色，伴有水肿，亦可呈正常皮肤色。皮下结节略高出皮面，质地较坚实，可有自发痛或触痛。结节位于皮下深部时，能轻度移动，位置较浅时与皮肤粘连，活动性很小。结节反复发作，间歇期长短不一。结节消退后，局部皮肤出现程度不等的凹陷和色素沉着，这是由于脂肪萎缩，纤维化而残留的萎缩性瘢痕。有的结节可自行破溃，流出棕黄色油样液体，此称为液化性脂膜炎。它多发生于股部和下腹部，小腿伸侧少见，愈后形成不规则的瘢痕。

约半数以上的皮肤型患者伴有发热，可为低热、中度热或高热，热型多为间歇热或不规则热，少数为弛张热。通常在皮下结节出现数日后开始发热，持续时间不定，多在1～2周后逐渐下降，可伴乏力、肌肉酸痛、食欲减退，部分病例有关节疼痛，以膝、踝关节多见，呈对称性、持续性或反复性，关节局部可红肿，但不出现关节畸形。多数患者可在3～5年内逐渐缓解，预后良好。

（2）系统型：除具有上述皮肤型表现外，还有内脏受累。内脏损害可与皮肤损害同时出现，也可出现在皮肤损害后，少数病例广泛内脏受损先于皮肤损害。各种脏器均可受累，包括肝、小肠、肠系膜、大网膜、腹膜后脂肪组织、骨髓、肺、胸膜、心肌、心包、脾、肾和肾上腺等。系统型的发热一般较为特殊,常与皮疹出现相平行,多为弛张热。皮疹出现后热度逐渐上升,可高达40℃,持续1~2周后逐渐下降。消化系统受累较为常见,出现肝损害时可表现为右季肋部疼痛、肝肿大、脂肪肝、黄疸与肝功能异常;侵犯肠系膜、大网膜、腹膜后脂肪组织,可出现腹痛、腹胀、腹部包块、肠梗阻与消化道出血等。骨髓受累可出现全血细胞减少,呼吸系统受累可出现胸膜炎、胸腔积液、肺门阴影和肺内一过性肿块。累及肾脏可出现一过性肾功能不全。累及中枢神经系统可导致精神异常或神志障碍,本型预后差。内脏广泛受累者可死于多脏器功能衰竭,上消化道等部位的大出血或感染等。

2. 辅助检查 ①血液学检查:血沉、血常规、肝肾功、自身抗体;②皮肤结节活检。

3. 诊断标准 本病特征为成批反复发生的皮下结节。结节有疼痛感和显著触痛,大多数发作时伴发热,结合第2期组织病理学(巨噬细胞期)可以确诊。

【治疗】

本病尚无特效治疗。在急性炎症期或有高热等情况下,糖皮质激素和非甾体抗炎药有明显效果,免疫抑制剂:较常用的有硫唑嘌呤、羟氯喹或氯喹、沙利度胺、环磷酰胺、环孢素与霉酚酸酯等有一定疗效。

【主要护理问题】

1. 体温过高 与炎性反应有关。
2. 皮肤完整性受损 与皮肤结节反复出现有关。
3. 疼痛 与关节炎性改变有关

4. 有感染的危险 与皮肤破损或使用激素有关。

5. 知识缺乏 缺乏疾病治疗、用药和自我护理知识。

6. 焦虑 与症状反复发作和知识缺乏有关。

【护理目标】

（1）体温正常，使患者舒适度增加。

（2）皮损处皮肤保持完整，指导患者自我皮肤护理。

（3）疼痛减轻。

（4）患者焦虑/恐惧程度减轻，心理和生理舒适感增加，能积极配合治疗及护理。

（5）患者了解疾病相关知识，正确对待疾病，增加战胜疾病的信心。

【护理措施】

（一）一般护理

1. 心理护理

（1）为患者提供安静、舒适的病室。

（2）在与患者交流的同时，以镇静温和的表情，娴熟的操作技术，自信的肢体语言来稳定患者情绪，告之不良的心理状态会加重病情的道理。

（3）经常巡视患者，询问病情，耐心回答患者提出的问题，消除疑虑，给予精神上的安慰。

（4）加强与患者沟通，同情理解患者，向患者讲解该病的临床特点、病情、治疗和预后等相关知识，使患者对自身疾病有充分的认识和了解，鼓励患者积极配合治疗，树立战胜疾病的信心。

2. 病情观察

（1）密切观察病情变化，尽早识别并动态观察多器官累及的病情变化，以增加治疗的预见性。

(2)肾功能损害时患者应卧床休息,注意观察水肿、尿量的变化,准确记录24小时出入水量,测量体重,水肿、尿少者限制水分和钠盐摄入,待病情稳定后可进行适当活动。

(3)肝功能异常患者卧床休息,减少活动,给予高热量、高维生素、易消化、清淡饮食;禁止饮酒及禁食刺激性食物,避免使用对肝脏有损害的药物。定期检测肝功能。

(4)肺部受累注意患者有无唇周、指趾端发绀及呼吸困难等症状,详细观察咳嗽和咳痰的情况,记录痰量和痰的颜色,保持呼吸道通畅,及时给予氧气吸入。

3. 预防感染 因疾病引起白细胞减少和长期使用激素会降低机体抵抗力,容易发生感染,故预防控制感染极为重要。

(1)保持病室清洁,保持室内空气新鲜,定时通风,每日2次,每次20~30min,每周用紫外线消毒2~3次,每次30min,限制探视,防止发生交叉感染。

(2)保持皮肤和口腔卫生,定期洗澡更衣,在进餐前后及睡前,用生理盐水或口泰溶液漱口,或用软毛牙刷刷牙。

(3)保持大便通畅,注意肛周清洁,每次便后用清水或安尔碘抗菌洗液清洁肛周,睡前再加强1次,防止肛周感染。

(4)鼓励患者进行深呼吸,咳嗽,伸展胸部,加强扩胸运动,促进呼吸道分泌物排出,防止肺部感染。

(5)定期检测血常规。

(二)专科护理

1. 常见症状的护理(表2-35)

表 2-35 结节性脂膜炎常见症状的护理

皮肤护理	注意保暖,避免寒冷,用温水洗脸、洗脚
	预防骨隆突处压疮的发生,保持床单位平整清洁,骨隆突处以软垫垫起;保持皮肤清洁,以温和、刺激性小的肥皂清洁皮肤,涂抹润肤露,防止皮肤干燥
	保持皮肤完整性,避免抓挠皮肤导致皮肤破损而引起感染
	皮损疼痛时可涂抹喜疗妥,每天 2 次,并保持皮肤清洁
	皮肤活检的患者,每天换药,保持伤口敷料的干燥,动态观察切口局部情况(包括红、肿、热、痛等)
发热护理	体温超过 39℃以上时,采用头部冰敷,温水、酒精擦浴等物理降温及药物降温,对皮损有淤斑和血小板减少的患者,不宜予酒精擦浴降温
	退热期观察出汗情况,出汗后及时更换衣服
	鼓励患者多饮水,每天 1500~2000ml,防止虚脱
	注意保暖,防止受凉;要密切观察体温变化,2~4h 测体温一次,并及时记录
	做好口腔护理和皮肤护理
关节疼痛护理	评估患者的关节疼痛部位、性质、持续时间,关节疼痛和活动受限的程度
	采取合适的体位,避免疼痛关节受压,病情允许下可适当加以按摩,放松肌肉以达到减轻疼痛目的
	休息肿痛关节,避免诱发因素
	遵医嘱给予镇痛药物
	疼痛缓解期指导进行主动或被动关节功能锻炼

2. 用药护理

(1)应告知患者坚持正规用药的重要性,在用药过程中不能自行换药或停药。

(2)讲解用药方法及注意事项,提高患者依从性。

(3)观察药物疗效及副作用,见附录。

(三)健康宣教

结节性脂膜炎患者的健康宣教见表 2-36。

第二章 弥漫性结缔组织病患者的护理

表 2-36 结节性脂膜炎的健康宣教

饮食	合理饮食,进食高热量、高维生素易消化饮食;限制钠盐的摄入,补充钾盐和钙盐,不宜进食油腻食物
避免诱因	保持情绪乐观开朗,少到公共场所和人口密集处活动,做好个人卫生,并注意休息,防止劳累,以避免继发感染
药物	遵医嘱坚持正确服药,指导患者正确服药,激素是治疗本病的重要措施,激素宜早上顿服,应逐渐减量至停用,不可骤停或擅自减药,以防止症状反弹
自我监测	学会自我监测病情,病情加重时,及时就医,以避免重要脏器受损
复查	门诊随访,定期复查

(四)并发症的处理及护理

并发症的处理及护理见表 2-37。

表 2-37 结节性脂膜炎并发症的处理及护理

常见并发症	临床表现	处理
内脏损害	多脏器损害,内脏损害的临床症状取决于受累脏器的部位,其特征性症状:肝脏损害可出现右肋痛,肝肿大等,小肠受累可有肠穿孔等,此外肺、脾、肾等均可受侵	评估患者临床表现出现异常情况,给予针对性的处理

【特别关注】

结节性脂膜炎患者的皮肤护理。

【前沿进展】

结节性脂膜炎临床较少见,且病因不明,因此对于本病的护理研究还需进一步探索。

根据以上临床及组织病理学特点可以做出诊断,但需与以下几种疾病鉴别：①结节性红斑；②硬红斑；③组织细胞吞噬性脂膜炎；④结节性多动脉炎；⑤皮下脂膜样B细胞淋巴瘤；⑥恶性组织细胞病；⑦皮下脂质肉芽肿病；⑧类固醇激素后脂膜炎；⑨冷性脂膜炎。

【知识拓展】

结节性红斑

结节性红斑（eryfhemamodosum）是一种急性炎症性疾病，常侵犯双下肢膝以下小腿内侧，也可侵及小腿外侧、膝以上大腿，甚至侵及上肢，头面部少见。表现为肢体双侧对称性或鲜红色、暗红色、紫红色结节性损害，压痛明显，一般不痒，不破溃，3～4周后自行消退，愈后无萎缩性瘢痕。全身症状轻微，无内脏损害，是由某种原因所致的真皮深层或皮下组织的局限性血管炎。该病可以是一种单独的疾病，也可以是某些全身性疾病的一种皮肤表现。本病好发于青年女性，某些患有全身性疾病的男性患者（如白塞病）也可有结节性红斑的表现，一般以秋冬寒冷季节发病为多。病理表现为间隔性脂膜炎伴有血管炎。

（叶亚丽　陈　红）

第十二节　嗜酸性筋膜炎患者的护理

【概述】

嗜酸性筋膜炎（eosinophilic fasciitis，EF）由Shulman于1974年首先描述，又称Shulman综合征。EF是一种以弥漫性筋膜炎、高球蛋白血症和嗜酸粒细胞增多为主要特征的自身免疫性疾病，发病率较低，该病发病率约为万分之一，至今全世界文献报道 200 余例。该病主要发生在 30～60 岁成人，男性多见。儿童发病比较少见，已报道的最小发病者为 1 岁女童。该病累及多器官系统时，容易误诊。如果早期诊断治疗，能有效改善长期病程。

【病因】

EF 发病的确切原因至今不明，66% 的患者发病前有剧烈运动和过度劳累史，一些患者有创伤史或感染史以及过敏史。有报道认为过度运动和创伤会激发筋膜和皮下组织的抗原性，导致自身免疫的发生。

【病理】

EF 的特征性病理改变为浅筋膜增厚和炎症，筋膜内有嗜酸细胞浸润。

【诊断要点】

1. 临床表现

（1）皮肤表现：早期皮肤受损处可出现红肿、僵硬、水肿，水肿常为非凹陷性。随着病情发展，皮肤逐渐变硬，可出现橘皮样外观，约有 50% 患者可见明显的静脉凹陷征。本病可出现皮肤色素缺少、色素沉着等。

（2）全身症状：一般无明显全身症状，可伴发肢体无力，少数患者可伴关节或肌肉酸痛、乏力、低热等。

（3）关节病变：可出现腕管综合征，引起关节活动受限和神经支配区感觉异常。EF 患者还会出现关节炎，大小关节均可受累，以指关节、腕关节和膝关节多见。

（4）多系统损害：可累及食管、肺、甲状腺、肝、脾、肾、骨髓、膀胱等多器官继而出现淀粉样变、间质性肺炎、再生障碍性贫血、自身免疫性甲状腺炎等表现，亦可见多器官同时受累。本病一般不合并神经组织损伤，但也有报道EF并发中枢神经病变和周围性多发神经病。

2. 辅助检查 ①血常规检查；②血沉检查；③自身抗体检查；④类风湿因子；⑤影像学检查；⑥病理活检。

【治疗】

（1）本病的一线治疗药物是糖皮质激素，激素初始剂量为泼尼松20～100mg/d，然后根据症状调整用量，还可使用甲泼尼龙冲击治疗。

（2）非甾体抗炎药对缓解关节、肌肉酸痛有辅助作用。

（3）免疫抑制剂：如环磷酰胺、甲氨蝶呤、硫唑嘌呤、环孢素。

（4）其他治疗：体外光化学疗法、生物制剂疗法。

（5）外科治疗：合并腕管综合征等严重并发症的患者，可采用手术减压，但一定要给予药物治疗，以免并发症再次发生。关节炎、关节挛缩应注意功能锻炼及康复治疗。

【主要护理问题】

1. 皮肤完整性受损　与皮肤变硬紧绷有关。

2. 组织灌注量改变　与肢端皮肤肿胀，发硬有关。

3. 活动无耐力　与关节疼痛有关。

4. 功能障碍性悲哀　与关节病变有关。

5. 焦虑/恐惧　与患者对疾病诊断及预后不了解有关。

【护理目标】

（1）患者主诉症状减轻。

（2）患者的组织灌注量正常。

（3）患者皮肤保持完整无破损。

（4）患者主诉疼痛减轻或消除。

（5）患者了解疾病相关知识，焦虑/恐惧程度减轻，配合治疗及护理。

【护理措施】

（一）一般护理

1. 心理护理

（1）针对患者的病情，找出产生焦虑的原因，表示理解。

（2）护理人员要有同情心，给予安慰、疏导，耐心解答患者提出的各种问题。

（3）激发患者对家庭、社会的责任感，鼓励自强，教会患者自我放松的方法。

（4）针对个体情况进行针对性心理护理。

（5）督促家属亲友给予患者物质支持和精神鼓励。

2. 饮食护理

（1）给予低胆固醇、低脂、丰富维生素、易消化食物。

（2）戒烟、戒酒，避免过冷和过热的食物。

3. 休息

（1）卧床休息，保证睡眠，避免剧烈运动。

（2）疼痛影响睡眠时，可遵医嘱使用止痛剂。

（二）专科护理

1. 常见症状的护理（表2-38）

表2-38　嗜酸性筋膜炎常见症状护理

皮肤护理	每天用温水清洁皮肤，避免用肥皂等刺激性的洗涤用品 避免皮肤受过冷或过热的刺激 防止外伤，注意保护受损皮肤，预防感染 避免皮肤孔伤、受压，穿着衣物与鞋袜应柔软宽松

续表

疼痛护理	卧床休息 观察疼痛的性质,持续的时间和程度 遵医嘱给予镇痛药物,并观察其疗效 疼痛缓解期指导进行主动或被动关节功能锻炼
发热护理	密切观察体温变化 预防感染,做好口腔护理,保持皮肤清洁及时更换衣物 遵医嘱应用物理降温或退烧药

2. 药物护理见附录

(三)健康宣教

健康宣教见表2-39。

表2-39 嗜酸性筋膜炎患者的出院宣教

饮食	指导患者合理饮食,饮食应偏于清淡,不冷不热,细嚼慢咽,少食多餐,给高蛋白、高纤维化饮食,忌刺激性强的食物;如有吞咽困难时,应给予流质饮食,戒烟酒
药物	必须坚持长期正确合理的治疗,遵医嘱服药
运动	工作家务要量力而行,不能过度劳累,避免剧烈运动,适当进行自身或家人协助的功能锻炼
自我防护	保持豁达开朗的精神状态,避免精神紧张和情绪波动;生活规律性,保证充足睡眠,注意防寒保暖,防止感冒、感染、外伤和其他疾病,注意保护肢端和关节突出部位,监测血压、血糖等,发现异常及时就医
复查	定期门诊随访

【特别关注】

(1)嗜酸性筋膜炎的常见症状的护理。

(2)健康宣教。

第二章 弥漫性结缔组织病患者的护理

【前沿进展】

嗜酸性筋膜炎临床少见,是一种以筋膜发生弥漫性肿胀硬化为特征,常伴嗜酸粒细胞增多,病变可延伸到真皮,出现类似系统性硬化症的表现。SSc是一种以局限性或弥漫性皮肤增厚、纤维化为特征,可累及心、肺、肾和消化道等多个系统的自身免疫性疾病,是常见的结缔组织病之一。关于EF是否为一种独立性疾病,及其与硬皮病的关系尚存在争议。目前一种观点认为EF与硬皮病密切相关,不是独立的疾病;另一种观点则认为EF无论从临床表现、病理组织变化和激素治疗效果都具有特征性,可能是一种独立的疾病。故该病是否伴发其他结缔组织病,或只是其他结缔组织病的继发性改变,仍需进一步研究。

【知识拓展】

嗜酸性筋膜炎与硬皮病

硬皮病的特征为局限于真皮和表皮内,筋膜受累少见,该病极少并发嗜酸性筋膜炎,但可以并发脂膜炎。嗜酸性筋膜炎与硬皮病不同点为EF和SSc患者首发症状与皮肤受累部位不尽相同。EF患者最常见的首发症状为肢体肿胀、硬化伴疼痛,而SSc患者则以雷诺现象最为常见。EF患者以前臂(83%)为最常受累部位,极少累及手指、躯干、颜面部皮肤;SSc患者除前臂及手背部皮肤受累外,包括手指、躯干及颜面部的其他部位皮肤也可累及。EF和SSc患者皮损演变亦有较大差异,EF患者表现为水肿,继而硬化,与皮下部组织紧贴,触之坚硬,皮纹正常,当握拳或肢体上举时皮肤表面凹凸不平,可见硬化处沿浅表静脉走向所出现的凹陷性条状沟,皮肤可被提起；而SSc患者一般为非凹陷性肿胀，紧绷感，后皮肤逐渐失去弹性，与皮下组织粘连，不能提起，皮肤呈蜡样光泽。EF和SSc患者的系统受累存在差异。EF患者脏器受累以全身非特异性症状最常见，其次为神经系统、血液系统、肺和胃肠道受累，但程度较轻，对症治疗预后良好。而SSc患者系统受累多侵犯重要脏器，最常见为肺、胃肠道、心脏和血液系统，全身非特异性症状次之，如不积极治疗，预后较差。EF和SSc患者实验室指标显示SSc患者ANA阳性者（83%）更为多见，而EF组发生率仅为25%；EF患者（80%~90%）嗜酸粒细胞增高，SSc患者嗜酸粒细胞均在正常范围。此外EF还需与皮肌炎和多发性肌炎鉴别。皮肌炎和多发性肌炎是侵犯肌肉为主的疾病，累及肌外膜，筋膜受累少见，无筋膜增厚及嗜酸粒细胞增生。当EF累及内脏系统时，在特异性皮肤改变的基础上会出现多种临床表现，要注意与各系统疾病鉴别。

（奉丽丽　叶亚丽）

第三章 脊柱关节病患者的护理

第一节 强直性脊柱炎患者的护理

【概述】

强直性脊柱炎（ankylosing spondylitis，AS）是一种慢性进行性疾病，主要侵犯骶髂关节、脊柱骨突、脊柱旁软组织及外周关节，并可伴发关节外表现。临床主要表现为腰、背、颈、臀部疼痛以及外周关节肿痛，严重者可发生脊柱畸形和关节强直。

AS的患病率有较大的地区差异性，我国约为0.3%，发病年龄在15～30岁常见，男女之比为3∶1，女性发病相对较缓慢且病情较轻。

【病因】

尚未完全阐明，目前认为主要与遗传、环境、免疫、感染、创伤、内分泌、代谢障碍等因素有关。

【发病机制】

目前，AS的发病机制仍不明确，一般认为其发病与HLA-B27基因密切相关，有明显家族聚集性。在HLA-B27为主的基因背景下，微生物感染、机械因素等可诱导起止点及其周围滑膜、软骨、骨髓等组织的自身免疫和自身炎症反应，从而活化淋巴细胞、巨噬细胞、多向分化的间充质干细胞等，产生一系列炎症介质，导致起止点炎、滑膜炎、骨炎等炎症，也导致骨、软骨破坏及新骨的形成，最终通过软骨内骨化或直接成骨机制形成骨强直。

【诊断要点】

1. 临床表现

（1）骨关节系统：多为下腰背发僵和疼痛，骶髂关节和椎旁肌肉压痛，伴脊柱各个方向活动受限。部分患者有膝、髋、踝和肩等外周关节肿痛。

（2）骨关节系统外：①全身症状表现为低热、疲乏、消瘦、贫血等；②眼部受累可有前葡萄膜炎或虹膜睫状体炎等；③神经系统受累可有阳痿、夜间尿失禁、膀胱和直肠感觉迟钝、踝反射消失等；④肺部受累可有肺上叶纤维化等；⑤心血管系统受累可有升主动脉炎、主动脉瓣关闭不全等；⑥肾脏受累可并发 IgA 肾病和淀粉样变性。

2. 体格检查
应进行全面检查，尤其是脊柱方面的检查，如改良的腰椎活动度试验（改良的 Schober 试验）、腰椎侧弯度、耳墙距、最大踝间距、颈椎旋转度、"4"字试验（Patrick 试验）、胸廓扩张度等。

3. 辅助检查

（1）影像学检查：脊柱、骶髂关节及髋关节 X 线、CT、MRI、关节超声、放射性核素骨显像等，其中 MRI 对于早期诊断 AS 的敏感性明显提高。

（2）实验室检查：HLA-B27、血沉、C 反应蛋白、CCP、RF、ANA、ENA、免疫球蛋白及血尿常规等。

4. 诊断标准

（1）修订的纽约标准（1984 年）：①下腰背痛的病程至少持续 3 个月，疼痛随活动改善，但休息不减轻；②腰椎在前后和侧屈方向活动受限；③胸廓扩展范围小于同年龄和性别的正常值；④双侧骶髂关节炎Ⅱ～Ⅳ级，或单侧骶髂关节炎Ⅲ～Ⅳ级。如果患者具备④并分别附加①～③条中的任何1条可确诊为AS。该标准提高了诊断AS的敏感性，但存在一定的弊端，患者平均发病7年左右才能被诊断，故对早期或不典型者很容易漏诊。

（2）ASAS推荐的中轴型脊柱关节炎（axial Spondyloarthritis，axSpA）的分类标准（2009年）：起病年龄<45岁和腰背痛>3个月的患者，加上符合下述中1条标准：①影像学提示骶髂关节炎加上1个SpA特征；②HLA-B27阳性加上2个SpA特征。其中影像学证实的骶髂关节炎定义如下（符合任意1条）：①MRI检查提示骶髂关节活动性急性炎症，高度提示与脊柱关节炎相关的骶髂关节炎；②根据1984年修订后的纽约标准，骶髂关节炎影像学改变确切。

SpA特征包括：①炎性背痛；②关节炎；③起止点炎；④眼葡萄膜炎；⑤指（趾）炎；⑥银屑病；⑦克罗恩病；⑧溃疡性结肠炎；⑨对非甾体抗炎药反应良好；⑩SpA家族史；⑪HLA-B27阳性；⑫CRP升高。axSpA包括放射学阴性的脊柱关节炎（non-radiographic axial SpA，nr-axSpA）和AS。该标准明显提高了AS的早期诊断率，可指导进行早期干预治疗。

【治疗】

目前尚无根治AS的方法。但患者若能得到早期诊断及合理治疗，可以控制症状并改善预后。治疗方法包括非药物治疗、药物治疗及手术治疗。

1. 非药物治疗 包括对患者及家属进行疾病知识的教育，对患者进行长期的社会心理和康复治疗，劝导患者坚持合理的功能锻炼和保持健康的生活方式，及对关节或软组织疼痛予以必要的物理治疗等。

2. 药物治疗

（1）非甾类抗炎药（NSAIDs）：是目前治疗 AS 患者的首选药物，可迅速改善患者的腰背疼痛和晨僵，减少关节肿胀及疼痛，长期使用还能改善骨的影像学进展。

（2）生物制剂：目前主要有肿瘤坏死因子-α（TNF-α）拮抗剂，包括依那西普、英夫利昔单抗、阿达木单抗等，可阻止疾病进展，控制炎症，改善症状，用于对非甾体消炎药治疗无效的患者。

（3）改善病情的抗风湿药物（DMARDs）：包括柳氮磺吡啶、甲氨蝶呤、沙利度胺等，可减轻炎症恶化及延缓关节组织的破坏，但目前该类药物对中轴型脊柱关节炎疗效不确切。

（4）糖皮质激素：用于外周关节病情严重尤其是炎症或关节肿胀严重、一般药物难以控制者，可缓解患者症状，该药对于中轴型脊柱关节炎不推荐使用。

（5）其他：如双磷酸盐、维生素 D、钙剂等。

3. 手术治疗 对于晚期病变造成髋关节严重受累，或引起关节强直和畸形，严重影响关节活动的患者可采取人工全髋关节置换术。

【主要护理问题】

1. 疼痛 与关节的炎性反应有关。

2. 躯体活动障碍 与关节疼痛、关节的炎性反应、关节结构变化等有关。

3. 睡眠形态紊乱 与休息时、尤以夜间熟睡时炎性疼痛加重有关。

4. 自理能力下降 与关节疼痛、关节的炎性反应、关节结构变化等有关。

5. 焦虑、恐惧 与疾病久治不愈甚至可致残的危险有关。

【护理目标】

（1）关节疼痛等症状减轻或消失。

（2）躯体活动功能恢复，自理能力增强，能进行基本的日常生活和工作。

（3）睡眠质量达到生理需要。

（4）患者和家属正确认识 AS，并了解患者的病情变化，患者焦虑和恐惧程度减轻，保持舒畅心情和积极心态。

【护理措施】

（一）一般护理

1. 心理护理

（1）疾病教育：在有效沟通的前提下，向患者及家属介绍 AS 的疾病特点，并实时完整解释患者的病情、病程、治疗策略及预后情况。

（2）心理辅导：对有不良情绪的患者进行心理上的安慰、支持、劝解、疏导等，必要时进行环境的调整。

（3）有效引导：用言、行、举止和神情来引导患者保持积极乐观的心态和持之以恒的思想。

（4）社会支持：鼓励患者家属及亲友、病友给予患者关心和支持，树立共同战胜疾病的信心。

（5）个体化护理：具体分析每个患者的心理状态，有针对性地做好心理护理。

2. 饮食护理

（1）以高蛋白质、高营养的食物，如肉类和鱼类为主，同时补充维生素和钙质，如水果、蔬菜和牛奶。

（2）避免不洁饮食，不喝生水，少吃寒凉冷冻食品。

3. 个人生活护理

（1）禁酒、戒烟。

（2）预防感冒，避免创伤，避免穿紧身衣。

（3）保持居家清洁卫生，适当通风。

（4）注意外生殖器的卫生，勤冲洗，并注意生活检点。

（二）专科护理

1. 专科宣教

（1）体位：①坐位，应保持腰背挺直，避免身体向前弯曲，并常有规律地活动脊柱，通过坐直和向后活动肩膀来伸展脊柱。坐的时间不宜太长，常站立、散步和舒展身体；②站立，应尽可能保持挺胸、收腹和双眼平视的姿势；③睡眠，以硬板床及低枕头为宜，多取仰卧位，避免促进屈曲畸形的体位。

（2）疾病活动期以被动运动为主，缓解期可进行主动与被动运动，但应避免剧烈运动。

（3）减少或避免引起持续性疼痛的体力活动。可进行轻度运动，如慢跑、游泳、打太极拳等，最好避免摔跤、打网球、篮球和乒乓球等高强度的运动。

2. 药物护理

（1）对患者及家属进行正规服药的宣教，告知其按时服药，不随意加减药和停药。

（2）正确讲解药物的用法及注意事项，并认真观察记录药物疗效及副作用，尤其要告知患者在使用非甾体抗炎药时警惕胃肠道出血，使用生物制剂时警惕感染的发生等。

3. 功能锻炼　　以下为一套适合 AS 患者的体疗操。

（1）准备运动：用力原地高抬踏步 1min，双臂分别向前、向上、向两边各伸 20s。应重复以下每个动作至少 5 次。

（2）地板锻炼

1）取仰卧位，屈膝，双足着地。尽量抬高臀部，坚持 5s，然后慢慢放下（图 3-1）。

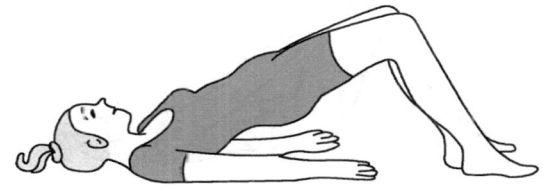

图 3-1　地板锻炼 1

2）双手交叉，尽量举起双臂并尽量左转，同时双膝尽量右转。再反向重复此动作（图 3-2 和图 3-3）。

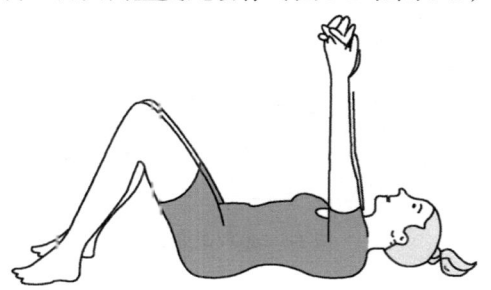

图 3-2　地板锻炼 2

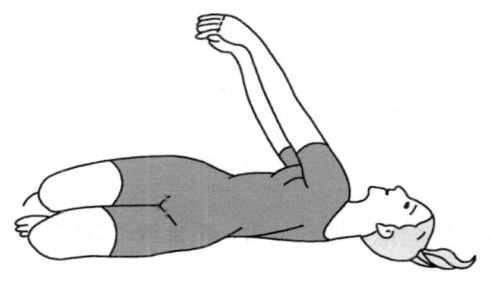

图 3-3　地板锻炼 3

3）保持下颌内收，双手伸向双膝，抬头、提肩，然后放松（图3-4）。

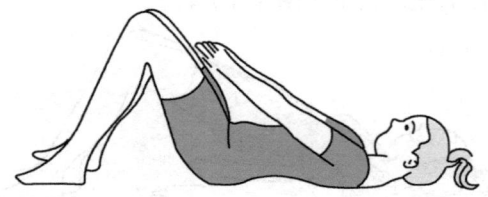

图3-4　地板锻炼4

4）下颌内收，抬头提肩，双手置于右膝外侧，放松。反向重复上面的动作（图3-5和图3-6）。

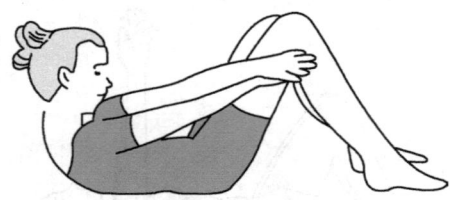

图3-5　地板锻炼5

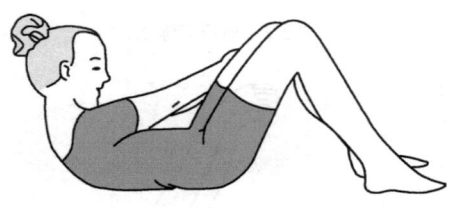

图3-6　地板锻炼6

5）四肢跪地，两肘伸直，头部置于双臂之间，并尽量向上弓背。然后抬头尽量背部下凹（图3-7）。

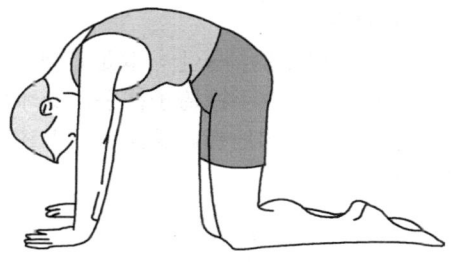

图 3-7 地板锻炼 7

6)向上抬头,向前抬高右手,同时尽可能地向后抬高左腿,坚持 5s,收回动作;改变动作,抬左手和右腿(图 3-8 和图 3-9)。

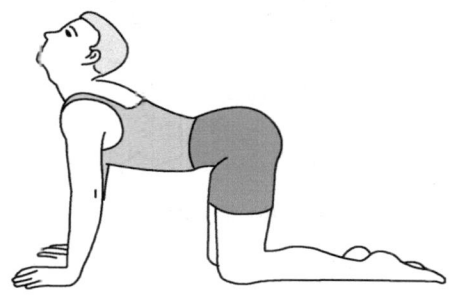

图 3-8 地板锻炼 8

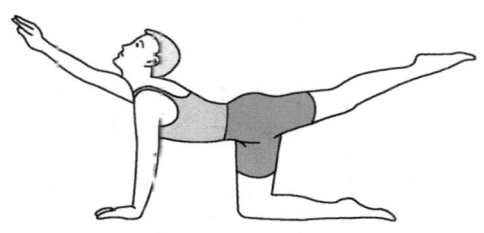

图 3-9 地板锻炼 9

(3)椅上锻炼

1)坐在餐厅或卧室的椅子上,双足着地,双腿钩于坐椅腿内,双手垂肩,左手握椅子扶手。身体尽量向右侧弯,不向前,右手伸向地板。反向重复上述动作(图3-10和图3-11)。

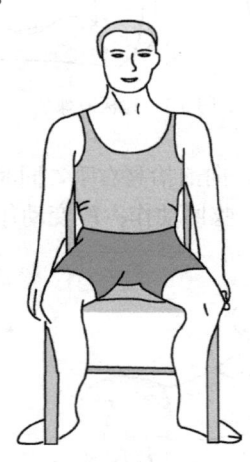

图 3-10 椅上锻炼 1

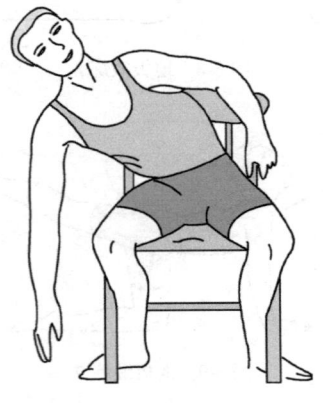

图 3-11 椅上锻炼 2

2）双手扣紧前臂，与肩相平，尽量向右转动上半身。反向重复上述动作（图3-12和图3-13）。

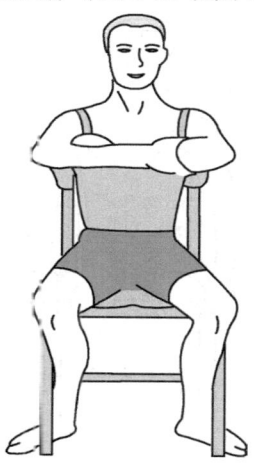

图3-12 椅上锻炼3

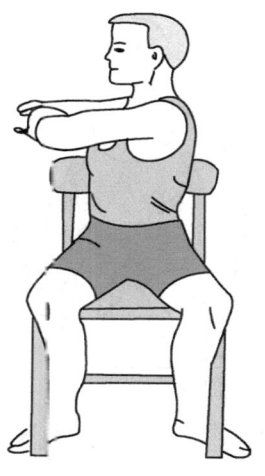

图3-13 椅上锻炼4

3）握住坐椅边。两肩不动,尽量向右转动头部。反向重复上述动作(图3-14和图3-15)。

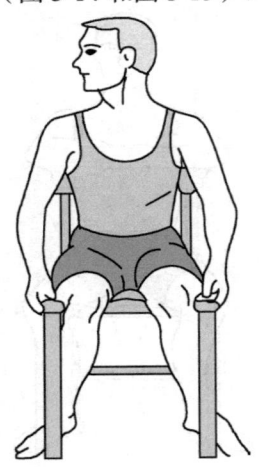

图3-14　椅上锻炼5

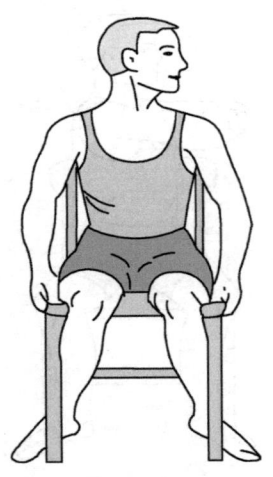

图3-15　椅上锻炼6

4）站到椅前，椅上放一舒适的坐垫。右足跟置于坐垫上、伸直腿，双手尽量伸向足部。坚持6s，放松。重复2次，每次较前一次尽量前伸，放松。换腿重复（图3-16）。

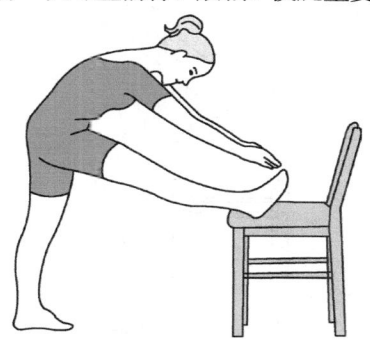

图3-16　椅上锻炼7

5）站到椅子侧面，右手抓住椅背。屈右膝，右小腿置于坐垫上。左脚尽量朝前站。双手置于身后。尽量弯曲左膝，抬头，伸背；转身站到椅子另一侧，反复重复上述动作（图3-17和图3-18）。

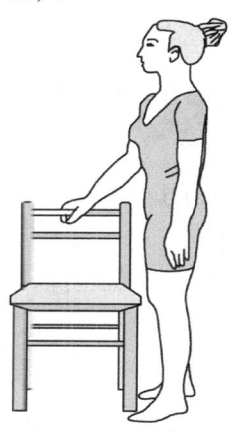

图3-17　椅上锻炼8

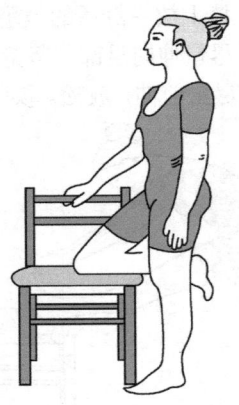

图 3-18 椅上锻炼 9

（4）姿势练习：背靠墙站立，肩膀和臀部对着墙，足跟尽量靠墙，下颌内收，头部靠回边。双肩下垂。足跟着地身体尽量向上伸展。伸肘状态，前抬右臂向上，让上臂紧贴耳朵、拇指向墙壁。放下，然后重复另一只胳臂（图 3-19）。

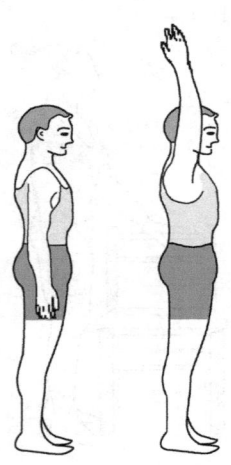

图 3-19 姿势练习

第三章 脊柱关节病患者的护理

【特别关注】

（1）健康宣教和心理护理。

（2）长期规范化治疗。

（3）功能锻炼。

【前沿进展】

AS 发病与 HLA-B27 基因有很强的相关性,有 80%～90% 的 AS 患者 HLA-B27 阳性；但普通人群中,仅 5%～6% 的 HLA-B27 阳性者发病。最新研究发现,除了 HLA-B27 基因,ERAP1 与 IL-23R 基因也被证实与 AS 肯定相关,其他如 TNFSF1A、TRADD、TNFSF15、IL-1A、IL-1R2、IL-6、CARD9 等基因在部分研究中也被证明与 AS 相关。IL-23、IL-17 等细胞因子,间充质干细胞和机械牵拉应力在 AS 中诱导炎症和新骨形成的作用逐渐被证实。新的生物制剂如 IL-23 拮抗剂（ustekinumab）和 IL-17 拮抗剂（secukinumab）在临床试验阶段的疗效逐步得到肯定。这些新的研究成果为 AS 治疗提供了新的思路,为更好的新药研究和更有效的综合管理提供了新的依据。

【知识拓展】

2014 年欧洲抗风湿联盟（EULAR）关于 axSpA 目标治疗策略的国际工作组推荐的 5 项原则：

A．治疗目标必须由风湿科医生和患者共同确定；

B．风湿科医生与皮肤科、消化科、眼科等多科医生共同合作,管理患者肌肉关节和关节外表现；

C．治疗的初级目标是通过控制症状体征,预防结构性进展,改善或保持功能,避免毒副作用,尽量减少并发症,以期最大程度改善健康相关的长期生活质量以及

社交活动;

D. 消除炎症对于达标治疗可能很重要;

E. 通过评估疾病活动度并调整相应方案治疗达标后,可获得最佳的短期及长期预后。

2014年欧洲抗风湿联盟(EULAR)关于axSpA目标治疗策略的国际工作组推荐的11项建议:

A. 达标治疗是指关节炎、指(趾)炎、附着点炎等关节受累表现和葡萄膜炎等关节外表现均达到临床缓解或无疾病活动;

B. 治疗目标应根据患者的临床表现实现个体化;

C. 临床缓解或无疾病活动定义为临床和实验室指标都提示无炎性的疾病活动;

D. 低/最低疾病活动可能是一个折中的治疗目标;

E. 疾病活动度的评估需依据临床症状、体征和急性时相反应物来评价;

F. 选择疾病活动度评价方法及制订治疗目标等级时需考虑患者基础疾病、并发症及药物相关风险;

G. 达标后,整个病程中应维持该目标状态;

H. 需告知患者治疗目标及策略的效益和风险,并让患者参与到治疗目标的讨论中;

I. 在做临床决策时,除了评估疾病活动度外,还要考虑患者结构性破坏、功能受损、关节外表现、并发症和治疗风险等因素;

J. 评估疾病活动度可依据强直性脊柱炎疾病活动指数(Bath Ankylosing Spondylitis Disease Activity Index,BASDAI)+急性时相反应物水平,或依据强直性脊柱炎疾病活动评分(Ankylosing Spondylitis Disease Activity Score,ASDAS)等评分体系,在临床过程中需定期规律的进行评估并记录疾病活动度,以指导临床决策;

K. 在设立临床治疗目标时，需考虑 MRI 中轴关节的炎症、影像学进展、外周关节症状等因素。

（赵　毅　袁同玲）

第二节　银屑病关节炎患者的护理

【概述】

银屑病关节炎（psoriatic arthritis，PsA）是一种与银屑病相关的炎性关节病，具有银屑病皮疹并导致关节和周围软组织疼痛、肿胀、压痛、僵硬和运动障碍，部分患者可有骶髂关节炎和（或）脊柱炎，病程迁延、易复发、晚期可有关节强直，导致残废。

该病可发生于任何年龄，高峰年龄为 30～50 岁，无性别差异，但脊柱受累以男性较多。在美国，PsA 患病率为 1‰，银屑病患者 5%～7% 发生关节炎。我国 PsA 患病率约为 1.23‰。

PsA 一般病程良好，只有少数患者（＜5%）有关节破坏和畸形。家族银屑病史、20 岁前发病、HLA-DR3 或 DR4 阳性、侵蚀性或多关节病变，以及广泛皮肤病变提示预后较差。

【病因】

PsA 的病因尚未完全明了。本病的发生与遗传、免疫、环境、感染之间复杂的相互作用有关。

【病理】

PsA 患者滑膜组织活检，病变早期滑膜细胞轻度增生，伴少量纤维素样物渗出。滑膜下轻度水肿和纤维组织增生，小血管明显增生、充血，伴少量淋巴细胞、浆细胞浸润。病变晚期滑膜纤维组织明显增多、残留小血管壁增厚、管腔狭窄。

【诊断要点】

1. 临床表现

（1）皮肤表现：皮肤银屑病是 PsA 的重要诊断依据，皮肤损害好发于头皮和四肢伸侧，尤其肘、膝部位，呈散在或泛发性分布。损害为丘疹和斑块，圆形或不规则形，表面覆以丰富的银白色鳞屑，鳞屑去除后显露发亮的薄膜，刮除薄膜可见点状出血（Auspitz 征）。存在银屑病是与其他炎性关节病的重要区别，35% 的患者皮肤病变的严重性和关节炎症程度有相关性。约 75%PsA 患者皮疹出现在关节炎之前，同时出现者约 15%，皮疹出现在关节炎后的患者约 10%。皮肤银屑病冬季发病，或加重及复发者最多，至夏季气候转暖后皮损治疗则见效快，疗程短，效果最好，病情轻的患者在此季节皮损亦可自行消退。

（2）指（趾）甲表现：顶针样凹陷（>20个），指甲脱离，变色，增厚，粗糙，横嵴和甲下过度角化等。指甲病变是唯一的银屑病可能发展为 PsA 的临床表现。

（3）关节表现：关节症状多种多样。大多数患者表现为单关节炎或少关节炎，以手、足远端或近端指（趾）间关节为主，膝、踝、髋、腕关节亦可受累，分布不对称，常伴发远端和近端指（趾）间关节滑膜炎和腱鞘炎。约 15% 的患者可表现为对称性多关节炎，以近端指（趾）间关节为主，可累及远端指（趾）间关节及大关节如腕，肘，膝和踝关节等。部分可累及脊柱，可有腰背痛和脊柱强直等症状，严重时可引起脊柱融合，骶髂关节模糊，关节间隙狭窄甚至融合。与类风湿关节炎相比，PsA 关节病变更易缓解，只有少数患者（<5%）有关节破坏、畸形。

（4）其他表现

1）全身症状：少数有发热，体重减轻和贫血等。

2）系统性损害：包括眼部病变如结膜炎、葡萄膜炎、虹膜炎和干燥性角膜炎等，心血管系统病变包括主动脉瓣关闭不全、心脏肥大和传导阻滞等；胃肠道可有炎性肠病。

3）起止点炎：足跟痛是起止点炎的表现，特别是在跟腱和跖腱膜附着部位的起止点病。

2. 辅助检查

（1）实验室检查：本病无诊断性实验室指标，病情活动时血沉加快，C 反应蛋白增加，IgA、IgE 增高，补体水平增高等；滑液呈非特异性反应，白细胞轻度增加，以中性粒细胞为主；类风湿因子阴性，5%～16% 患者出现低滴度的类风湿因子；2%～16% 患者抗核抗体低滴度阳性；约半数患者 HLA-B27 阳性，且与骶髂关节和脊柱受累显著相关。

（2）影像学检查

1）周围关节炎：骨质有破坏和增生表现。手和足的小关节呈骨性强直，指间关节破坏伴关节间隙增宽，末节指骨茎突的骨性增生及末节指骨吸收，近端指骨变尖和远端指骨骨性增生的兼有改变，造成"笔帽状"样畸形。受累指间关节间隙变窄，融合，强直和畸形。长骨骨干绒毛状骨膜炎。

2）中轴关节炎：多表现为单侧骶髂关节炎，关节间隙模糊，变窄，融合。椎间隙变窄，强直，不对称性韧带骨赘形成，椎旁骨化，特点是相邻椎体的中部之间的韧带骨化形成骨桥,呈不对称分布。

3. 诊断标准

目前国际上普遍采用 CASPAR（classification criteria for the study of psoriatic arthritis study）诊断分类标准如下。

已确定的炎性骨骼肌肉疾病（关节、脊柱或肌腱端）伴有如下至少 3 项：

（1）银屑病：①由合格健康专业人员确定目前存在银屑病皮疹或头皮疾病和（或）②从患者或合格健康专业人员获得的银屑病病史和（或）③患者提供的其第 1 级或第 2 级亲属有银屑病史。

（2）指甲改变：目前查体发现有典型银屑病指甲营养不良，包括指甲剥离、凹陷和过度角化。

（3）RF 阴性。

（4）指（趾）炎：①目前整个指（趾）肿胀和（或）②由合格健康医学人员记录的指（趾）炎史。

（5）放射线有关节邻近新骨形成证据：手或足 X 线片上显示关节间隙附近有模糊骨化（但排除骨赘形成）。

按照 CASPAR 将 PsA 分为 5 种主要临床表现类型，即皮肤及指甲改变型、周围关节炎型、脊柱炎型、指趾炎型和附着点炎型，同时根据疾病严重程度将各个临床亚型的表现分为轻、中、重 3 级。

【治疗】

PsA 治疗目的在于缓解疼痛和延缓关节破坏,同时治疗关节炎和皮肤损害,制订治疗方案因人而异。

1. 一般治疗 适当休息,避免过度疲劳和关节损伤,注意关节功能锻炼,忌烟、酒,刺激性食物应避免。

2. 药物治疗 药物选择与类风湿关节炎治疗相似。

(1)非甾类抗炎药(NSAIDs):适用于轻、中度活动性关节炎者,具有抗炎、止痛、退热和消肿作用,但对皮损和关节破坏无效。最新的可溶性制剂中乙酸丙炎松是可选的药物。

(2)慢作用抗风湿药(DMARDs):防止病情恶化及延缓关节组织的破坏。甲氨蝶呤(methotrexate,MTX)对皮损和关节炎均有效,可作为首选药。如单用一种DMARDs无效时也可联合用药。如甲氨蝶呤作为基本药物,加柳氮磺吡啶。甲氨蝶呤对银屑病皮损和关节炎均有效,可作为首选药物。环孢素用于对其他治疗无效的且肾功能正常的严重PsA患者,对皮肤和关节型银屑病有效,一年内维持治疗,避免长期使用。来氟米特对中、重度患者可使用。硫唑嘌呤对皮损也有效。

(3)抗疟药(antimalarials) 抗疟药的应用有争议,有报道称31%使用抗疟药后的2~3周,银屑病突然复发或加重原有皮损,并有可能引起剥脱性皮炎。发生此种皮损的概率在氯喹为19%,羟氯喹相对少见,但羟氯喹有蓄积作用,因此服药半年应查眼底及心电图检查。但也有应用抗疟药治疗PsA有效的报道。通常剂量是羟氯喹200mg/d。

(4)糖皮质激素:用于病情严重和一般药物治疗不能控制者,可缓解患者症状,可作为DMARDs起效前的"桥梁"作用,但由于激素的使用可能导致银屑病皮损加重因此不推荐常规使用。

(5)生物制剂 肿瘤坏死因子-α(tumor necrosis factor-α,TNF-α)拮抗剂对不能耐受DMARDs的PsA患者显示出良好疗效。许多临床研究表明,TNF-α拮抗剂可以阻止疾病进展,改善皮损,抑制骨组织破坏,明显改善生活质量。目前临床应用TNF-α拮抗剂包括依那西普（Etanercept）、英夫利昔单抗（Infliximab）和阿达木单抗（Adalimumab）治疗 PsA。

(6) 局部用药

1) 关节腔注射长效皮质激素类药物在急性单关节或少关节炎型可考虑用，但不应反复使用，一年内不宜超过 3 次，应避开皮损处。

2) 银屑病皮损局部用药　依据皮损类型、病情等不同进行选择用不同药，急性期及发生皱褶处的皮损避免选用刺激性强的药物。稳定期可使用作用较强的药物。如外用糖皮质激素、蒽林软膏、焦油类制剂（如泽它洗剂即为 1% 纯煤焦油洗剂）一般用于轻、中度银屑病。其中焦油制剂特别适用于瘙痒明显的银屑病患者，可以迅速减弱瘙痒缓解症状。外用维生素 D_3 衍生物——钙泊三醇用于中度银屑病治疗。水杨酸制剂通常用于糖皮质激素、蒽林或煤焦油制剂的联合治疗以提高这些药物的效果。

3) 他扎罗汀（tazarotene）是第一种用于治疗银屑病的外用视黄醛或维生素 A 衍生物，适用于轻至中度银屑病，一般不用于皮肤皱褶处，如腹股沟和眼睛周围。其他还有黑馏油软膏、喜树酊溶液等。

3. 物理疗法

(1) 封闭治疗：在使用外用激素或湿化皮肤后将一层不透气、不透水的贴膏覆盖于患处。多用于顽固的、局限的银屑病皮损处和头皮银屑病，不用于范围广泛的皮损。

(2) 湿化治疗：保持皮肤湿润能减少感染和瘙痒发生率，使皮肤更柔韧并增加防御性。

(3) 水浴：有人发现用煤焦油溶液、麦片油、EPSOM 盐（泻盐硫酸镁，是富含镁的盐湖化学沉积物）或死海盐浸浴也能帮助清除皮疹和缓解瘙痒,一般在浸浴至少15min后立即用油剂湿化皮肤。

(4)光化学疗法:补骨脂素和长波紫外线(PUVA)疗法,用于中到重度银屑病患者或其他治疗无效的患者,对皮肤的病变疗效显著,对周围关节也有效,但对受累的脊柱无效。对1/3的银屑病患者有效甚至能达到长期缓解。

4. 外科治疗 外科手术治疗如关节成形术等用于已出现关节畸形伴功能障碍的患者。晚期PsA患者颞下颌关节可受累及已日益受到关注。

【主要护理问题】

1. 皮肤完整性受损 与皮肤成层鳞屑状丘疹或斑丘疹有关。

2. 疼痛 与炎性反应有关。

3. 躯体移动障碍 与关节疼痛反复发作、关节僵硬及关节、肌肉功能障碍等有关。

4. 自我形象紊乱 与皮肤成层脱屑,头发成束状有关。

5. 焦虑 与病情反复有关。

6. 知识缺乏 与对疾病过程不了解和对治疗方案、用药和自我护理知识不清楚有关。

【护理目标】

(1)避免各种诱因,保持皮肤清洁卫生,促进皮肤损害的康复。

(2)患者学会减轻疼痛的方法和技术,主诉疼痛缓解或消失。

(3)躯体移动功能恢复,能进行基本的日常生活和工作。

（4）患者焦虑程度减轻，心理和生理舒适感增加，能积极配合治疗及护理。

（5）患者了解疾病相关知识、治疗方案、用药和自我护理知识。

【护理措施】

（一）一般护理

1. 心理护理 详细了解病情，分析诱因及加重因素，耐心安慰患者，解除思想负担，帮助患者克服不良心态，缓解精神压力，树立战胜疾病的信心；鼓励患者自我护理，积极参加力所能及的学习、工作及社会活动；帮助患者建立社会支持系统。但也要说明本病为慢性疾病，易反复发作，要有长期治疗的心理准备。

2. 饮食护理 宜采用低脂、高热量、高蛋白、高维生素饮食，忌食辛辣、烟酒等刺激性食物。

3. 环境与休息

（1）保持居室环境的整洁、干燥、通风良好，避免潮湿。

（2）注意合理作息：保证规律的生活习惯尤其是睡眠的充足，对于PsA患者也很重要。在快节奏的现代生活中，注意保持生活的合理调节，避免持久性紧张，其易诱发疾病的复发和加重。

（3）疾病活动期应卧床休息，不宜睡软床垫，枕头不宜过高，限制受累关节活动，维持关节功能位。轻者应鼓励患者适当加强活动，在医务人员指导下进行功能锻炼。

（4）症状减轻，疼痛缓解时，可逐步下床，适当活动，逐渐加强关节功能锻炼。稳定期或缓解期患者应进

4. 避免诱因 保持居住环境的通风干燥，预防和及时治疗各种感染尤其是感冒、扁桃体炎等上呼吸道感染，避免皮肤的外部创伤等刺激，消除不必要的精神紧张、焦虑情绪，以免诱发或加重病情。

（二）专科护理

1. 常见关节症状护理 关节肿痛、关节畸形、功能障碍等的护理及关节功能锻炼等详见"类风湿关节炎"、"强直性脊柱炎"等相关章节。

2. 皮肤护理

（1）房内定时通风，保持床单、被服清洁。

（2）勤沐浴，去除鳞屑，清洁皮肤，改善血液循环和新陈代谢。

（3）避免理化因素和药物的刺激。

3. 用药护理

（1）应告知患者坚持正规用药的重要性。

（2）指导用药方法及注意事项。

（3）观察药物疗效及不良反应。常用外用药物不良反应及注意事项如下。

1）非甾体抗炎药常见副反应有胃肠反应，对凝血、肝功等也有影响，长期服用者应定期检查血常规、肝肾功能、胸片。

2）慢作用抗风湿药常见不良反应有胃肠道反应、脱发、肾毒性等。用药期间鼓励病人多饮水，饭后服用，脱发者可戴帽子、假发以增强自尊。

3）生物制剂治疗期间不能接受活疫苗的预防接种。

4）外用糖皮质激素使用不当或滥用尤其是大剂量情况下可导致皮肤松弛、变薄和萎缩，故应避免长时间大剂量使用。

5）焦油类制剂易污染衣物、有异味，一般可在睡眠时服用，除引起皮肤激惹现象，很少有其他不良反应，但大面积外用焦油制剂可能经皮肤吸收招致肠胃功能障碍及肾中毒，且易发生毛囊炎，故而不可长期大面积运用。此外焦油制剂还可能招致突变和致畸效应，妊娠期和哺乳期应慎用焦油制剂。

6）蒽林软膏不良反应：主要的不良反应是对皮肤有刺激作用，引起发红、灼热、瘙痒等症状。指甲可染为红褐色，并使衣物染黄。

7）外用钙泊三醇在直接应用时对皮肤的有一定刺激性，但没有污染性和异味，不推荐用于面部和生殖器皮肤，与激素联合用药可发挥更佳疗效并减少药物的皮肤刺激性。

8）他扎罗汀最明显不良反应是使皮肤变为亮红色，常使人误认为病情恶化，一般不用于皮肤皱褶处，如腹股沟和眼睛周围。

三、健康宣教（表 3-1）

表 3-1　银屑病关节炎患者的出院宣教

饮食	忌食辛辣、烟酒等刺激性食物，多食低脂、高热量、高蛋白、高维生素食物
避免诱因	避免寒冷、潮湿、季节变换、精神紧张、忧郁、内分泌紊乱、创伤等诱因
皮肤护理	保持皮肤的清洁卫生
药物	遵医嘱坚持正确用药，切忌滥用药物，注意观察药物副作用
合理作息	保证规律的生活习惯，尤其是睡眠的充足，避免过度劳累
复查	门诊随访，定期复查

【前沿进展】

Ustekimumab 是一种人单克隆抗体，能与 IL-12、IL-23 亚单位 p40 结合。从 2009 年开始，中重度 PsA 患者使用 Ustekimumab 治疗，且获得了 FDA 的批准。Ustekimumab 是对 DMARDs 或抗 TNF-α 治疗无效的患者的一种有效的治疗选择。有证据显示，IL-17 在 PsA 的病因中起重要作用。IL-17 受体的抑制剂 brodalumab 以及两种 IL-17A 抑制剂 secukinumab 和 ixekizumab 目前正在研究中。

【特别关注】

（1）避免各种诱发因素。
（2）保持皮肤的清洁卫生。
（3）用药指导。

【知识拓展】

银屑病关节炎既往被认为是类风湿关节炎的一种亚型，直至 1964 年才因认识到其发病机制及临床特征与 RA 有明显区别，从而将其列为一种独立的疾病，后续的研究发现 PsA 与脊柱关节病有许多共同的遗传、病理和临床特征，且类风湿因子阴性，因此，将其归入血清阴性脊柱关节病。

（叶　云　谭小波）

第三节　炎性肠病性关节炎患者的护理

【概述】

炎性肠病（inflammatory bowel disease，IBD）是溃疡

性结肠炎（ulcerative colitis，UC）和克罗恩病（Crohn's disease，CD）的统称，临床以慢性腹泻为主要表现，可出现全身多系统的受累。其肠外病变可累及皮肤、黏膜病变、眼病、骨及关节等。累及关节时，被称为炎性肠病性关节炎（inflammatory bowel disease arthritis，IBDA）。本病可发生在任何年龄，以青、壮年为主，男女均可发病。

【病因】

目前 IBD 的病因和发病机制仍不清楚，可能与免疫、遗传、感染，以及精神因素有关。近年来的研究发现包括肿瘤坏死因子-α（tumour necrosis factor alpha，TNF-α）、γ-干扰素（interferon gamma，IFN-γ），白细胞介素（interleukin-12，IL-12）和 IL-18 等在内的多种致炎因子参与了本病的发生。通过抑制炎症因子以及上调免疫调节因子的表达来恢复细胞因子的平衡可以治疗 IBD。因此，有人认为 IBD 是一种免疫相关性疾病。

炎性肠病性关节炎因其具有下肢不对称的大关节受累、常引起骶髂关节炎和脊柱炎、附着点炎、血清类风湿因子阴性，且与人类白细胞抗原（human leukocyte antigen，HLA）B27 相关，并合并相似的关节外表现（眼葡萄膜炎、心肌炎、皮肤黏膜病变等），在疾病谱中和强直性脊柱炎、银屑病关节炎、反应性关节炎等一起，被列入血清阴性脊柱关节病。

【病理】

溃疡性结肠炎多累及直肠和乙状结肠，也可延伸到降结肠和整个结肠，其病变呈连续性非节段性分布，病理可见黏膜弥漫性炎症及隐窝脓肿形成，黏膜及黏膜下层可见淋巴细胞、浆细胞、及中性粒细胞浸润。

克罗恩病多累及末段回肠和邻近结肠,但从口腔至肛门各段消化道均可受累,呈节段性或跳跃性分布,主要是贯穿肠壁各层的非干酪性肉芽肿性病变,早期黏膜溃疡呈鹅口疮样,随后增大融合形成纵行溃疡,将黏膜分割呈鹅卵石样外观,伴固有层底部和黏膜下层淋巴细胞聚集。

IBD的关节病理改变通常表现为关节滑膜活检病理显示为滑膜增生、成纤维细胞增殖、血管增生、滑膜表面纤维素沉着,伴有中性粒细胞、淋巴细胞和浆细胞浸润,有些部位有明显软骨侵蚀现象。

【诊断要点】

1. 临床表现

(1)肠道受累表现

1)溃疡性结肠炎表现为腹痛、血便、大量黏液脓血便、里急后重等。

2)克罗恩病表现为腹痛、腹泻、腹部包块、肠梗阻及肠道瘘管等。

(2)骨与关节受累表现见表3-2。

表3-2 炎性肠病性关节炎骨与关节受累表现

外周关节炎
中轴关节炎受累(下腰背痛、骶髂关节炎、脊柱炎)
肌腱起止点炎
断发性肥厚性骨关节炎
继发性骨质疏松症

关节受累是IBD患者最常见的肠外表现。其常见于伴有大肠受累、肠道瘘肿形成、假膜性肠息肉、肛周病

变、大出血,以及伴有结节红斑、口腔炎、眼葡萄膜炎和坏死性脓皮病的 IBD 患者。

1)外周关节病变:IBD 的关节受累分为两型:Ⅰ型为少关节型,约 1/5 的 IBD 患者出现这一型表现,其累及关节数不超过 5 个,以膝、踝、跖趾关节不对称受累为特征;Ⅱ型为多关节型,3%~4% 的 IBD 患者以型表现为主,其主要表现为小关节受累,常出现掌指关节受累,其与类风湿关节炎的鉴别需借助影像学及免疫学检查。IBD 的外周关节病变多伴随肠道病变出现,与肠道病变严重程度相关,随着肠道症状改善而缓解,多数不遗留关节畸形,偶有小关节和髋关节破坏。大关节可见积液,尤其是膝关节。也可见腊肠指(趾)和肌腱末端病,后者尤其是跟腱和跖底筋膜。克罗恩病关节炎还可出现杵状指和骨膜炎。

2)中轴关节受累:据目前报道 5%~12% 的炎性肠病患者会出现程度不等的中轴关节的受累,且中轴关节病变出现的时间可能早于肠道病变多年,男女比例约为 3∶1。临床表现为在 45 岁以前出现炎性腰背痛,胸、颈或臀部疼痛,腰和颈部运动受限,扩胸范围缩小,休息后加重,活动后减轻。

3)肌腱起止点炎:主要表现为肌腱或韧带附着点的炎症,IBD 患者此症状主要出现在膝关节和足跟处,表现为局部刺痛明显。

4)肥厚性骨关节炎:主要表现为肢体末端的皮肤及骨骼的过度增殖,突出的表现是末端的杵状指畸形。

5)骨质疏松症:在 IBD 患者,骨质疏松的发生多与糖皮质激素的使用有关。表现为骨量的下降和骨折风险的增高。

(3)肠道及骨关节外表现

1)皮肤、黏膜:在 IBD 患者中出现皮肤损害的比例为 10%～25%。克罗恩病最常见的皮肤病变是结节性红斑，溃疡性结肠炎则表现为不常见的坏疽性脓皮病。黏膜表现以疼痛和深在的口腔溃疡多见。

2）眼部表现：3%～11% IBD 患者可伴有眼前葡萄膜炎，多为单侧及一过性，但易复发。眼色素膜炎与中轴关节受累均与 HLA-B27 阳性有关。

3）其他表现：疾病活动期可有发热、贫血、体重下降、营养不良及血管炎等，血管炎表现为网状青斑、血栓性静脉炎和小腿溃疡等。

2. 辅助检查 ①常规检查：血常规、大便常规、大便隐血试验、血沉、C 反应蛋白、免疫学检查、抗中性粒细胞胞质抗体、HLA-B27；②其他检查：关节滑液检查、影像学检查（包括 X 线、CT、MRI 等）、关节超声、纤维结肠镜检查。

3. 诊断标准 目前尚无 IBDA 的诊断标准。具备 UC 或 CD 诊断条件，出现以下肢关节为主的非对称性关节炎或脊柱炎，伴有或不伴有肌腱端炎、皮肤及眼病变，并排除其他关节炎者即诊断 IBDA。IBDA 需与其他 SpA 和炎性关节炎鉴别，而前者明显的肠道炎性疾病有助于鉴别诊断。

【治疗】

1. IBD 的传统治疗药物

（1）水杨酸制剂：柳氮磺胺吡啶是最早用于 IBD 治疗的水杨酸制剂，近年来开发的药物包括美沙拉嗪、奥沙拉嗪、巴沙拉嗪等。目前这一类药物是治疗 UC、轻中度 CD 的首选药物，并用于 IBD 缓解后的维持治疗；在 IBDA 患者中也是首选的治疗药物。

（2）糖皮质激素：糖皮质激素是单一最为有效的抑

制急性活动性炎症的药物,有效率达90%,无论在单纯的IBD或合并关节病变的IBDA患者均能够控制炎症、抑制自身免疫反应。常用的药物有泼尼松、泼尼松龙、氢化可的松等。但其全身长期使用副作用较大。

(3)免疫抑制剂:随着对IBD免疫失衡机制的研究,使得免疫抑制剂在IBD患者的应用逐渐广泛。包括硫唑嘌呤、环孢素、吗替麦考酸酯、他克莫司等多种免疫抑制剂都证实在IBD治疗中有效。

2. 生物制剂 生物制剂是近年来应用于IBD及IBDA患者治疗的新型药物。

(1)TNF-α抑制剂:英夫利昔单抗、阿达木单抗都是近年来批准用于IBD及IBDA患者治疗的生物制剂。

(2)其他的生物制剂:包括抗细胞因子,如抗白介素(IL-12/23)、间充质干细胞、IL-10、IL-22等都在临床实验阶段。

3. 营养治疗 加强营养,予以高蛋白、低脂、无渣饮食,纠正电解质紊乱,改善贫血,进行关节功能锻炼等。

4. 对症治疗 对于关节炎症活跃、疼痛明显的患者,可给予非甾体抗炎药物进行对症治疗,以改善患者症状,提高生活质量。

5. 手术治疗 对药物治疗无效病例,采用病变肠段切除,关节炎或可随着病变的清除缓解。

【主要护理问题】

1. 疼痛 与炎性活跃有关。

2. 躯体活动障碍 与关节疼痛反复发作、关节功能障碍等有关。

3. 腹泻 与肠道炎症反应有关。

4. 营养失调 与食欲减退、消化吸收不良、疾病消耗增加、营养物质的摄入低于机体需要量有关。

5. 自理能力下降/缺陷 与乏力、关节疼痛、功能障碍有关。

6. 焦虑/恐惧 与疾病复发、反复迁延不愈、生活质量下降有关。

7. 知识缺乏 缺乏疾病治疗、用药和自我护理知识。

【护理目标】

（1）患者知晓减轻疼痛的方法，通过有效治疗，主诉疼痛缓解或消失，日常生活能自理。

（2）关节疼痛和受限程度减轻，增强自护能力，提高生活质量。

（3）患者腹痛减轻、大便次数减少，恢复正常的排便形态。

（4）患者营养状况得到改善或维持。营养状况改变表现为体重增加，皮肤和黏膜湿润、有弹性，毛发有光泽；无贫血现象或贫血症状得到改善；水、电解质平衡。

（5）患者焦虑/恐惧程度减轻，心理和生理舒适感增加，能积极配合治疗及护理。

（6）患者了解疾病相关知识，学会保护关节功能。

【护理措施】

1. 一般护理

（1）心理护理

1）掌握心理护理的基本常识，了解患者的心理特点，评估患者的心理状况，分析患者存在的心理问题及诱因，及时准确把握患者的心理状态。

2)有针对性的采取不同的接触方法,主动接触患者,通过接触消除患者的不良心理因素,使其保持良好的心态,树立战胜疾病的信心;并寻求尽可能的社会支持。

3)向患者及其家属做疾病相关知识的宣教,并对患者的病情变化、治疗过程及效果主动做出恰当的解释,及时告知有关治疗计划改变的信息,获得患者的信任,使患者解除后顾之忧、主动配合治疗护理。

4)鼓励患者表达自身感受,教会患者自我放松的方法。

5)针对不同患者的心理状态和心理需求,采取有针对性的心理护理技巧和心理护理措施。

6)对患者的心理护理要有前瞻性或预见能力,能够在患者心理状态转化时给予及时的干预措施。

(2)饮食护理

1)评估患者目前的饮食状况及消化道病变情况。

2)给予高蛋白、低脂、无渣饮食,少量多餐,不喝浓茶,忌烟酒。

3)进食差者遵医嘱给予肠外营养补充。

4)使用糖皮质激素期间给予低钠低脂、高蛋白、富含钾钙的食物,避免刺激性食物,禁忌暴饮暴食。

5)遵医嘱补充钙剂、维生素 D 和保护胃黏膜药物。

2. 专科护理 常见症状的护理见表 3-3。

表 3-3 炎性肠病性关节炎常见症状的护理

外周关节病变	创造安静舒适的休息环境
	评估患者的关节疼痛部位、性质、持续时间,关节肿胀和活动受限的程度
	采取合适的体位,避免疼痛部位受压

续表

	如病情允许,可协助患者取俯卧位,放松全身肌肉以达到减轻疼痛的目的
	休息肘痛关节,保持受累关节功能位,避免诱发因素
	遵医嘱给予药物镇痛,并评价其疗效
	根据病情给予冷热敷、温水浸泡、理疗等
	教患者使用放松技巧,转移注意力
中轴关节病变	评估患者腰、胸、颈部的中轴关节受累的程度,特别是中轴关节的活动度
	指导患者卧硬床,取低枕卧位,避免促进屈曲畸形的体位,颈胸椎受累应停用枕头
	注意维持正常的姿势和活动能力,坚持力所能及的劳动和体育活动,防止脊柱畸形
	坐位时应尽量保持挺胸、收腹和双眼平视前方的姿势
	避免或减少诱发持续性疼痛的活动,尤其是负重
	定期测量身高,并做记录,保持身高记录,早期发现脊柱弯曲
	病变侵犯颈脊椎的患者应及时进行颈肩关节的功能锻炼,维持胸廓正常活动
	遵医嘱给予消炎止痛药,并评价其疗效
肠道病变的护理	评估患者的消化道症状,准确记录大便次数与性质,血便量多时应估计出血量及时留取化验标本,并通知医师,遵医嘱给予止血药物,严重者观察生命体征变化、准确记录出入量
	对于腹痛患者观察腹痛部位、性质、时间。必要时遵医嘱应用解痉剂,观察生命体情况、肠鸣音,及时发现有无急性肠穿孔、弥漫性腹膜炎等并发症,病情变化及时通知医师
	对反复腹痛、腹泻患者注意保持肛周清洁干燥,对肛周发红者可局部涂抹紫草油等进行保护
	指导患者进食刺激性小、纤维素少、高热量饮食,大出血时禁食,根据病情过渡到流食和无渣饮食,慎用牛奶和乳制品
	观察患者有无发热以及发热的热型,有无心率增快、谵妄、惊厥等症状

续表

肠道及关节外症状（皮肤、黏膜、眼部症状）的护理	遵医嘱准确使用抗菌药物 需行结肠内镜或钡剂灌肠检查时，以低压生理盐水灌肠做好肠道准备，避免压力过高，防止肠穿孔 对于反复腹痛患者教会其自我放松的方法 评估皮肤、黏膜及眼部情况 保持皮肤的清洁干燥，对出现结节红斑及坏疽性脓皮病的患者，避免局部摩擦，嘱患者勿抓挠，避免破溃 加强口腔护理，嘱患者注意口腔卫生，多饮水，能刷牙者鼓励其用软毛刷顺齿刷牙，不能刷牙者应行口腔护理，协助患者经常检查口腔黏膜情况 定期进行眼部检查，发现病变及时治疗，嘱患者日常生活注意用眼卫生，避免强光刺激

3. 用药的护理

（1）水杨酸制剂治疗的护理：水杨酸制剂，如柳氮磺胺吡啶，常见的副作用主要是药物过敏引起的皮疹，偶有骨髓抑制，胃肠道不耐受。在使用过程中定期复查血尿常规、肝肾功能、血沉。对磺胺过敏者不宜服用此药。

（2）非甾体抗炎药治疗的护理：让患者了解非甾体类抗炎药能引起胃肠道副作用，如恶心、呕吐及胃黏膜损伤，要求患者饭后服用，并在餐前加服胃黏膜保护剂或 H_2 受体拮抗剂，如硫糖铝、雷尼替丁、法莫替丁等。

（3）糖皮质激素治疗的护理：糖皮质激素口服或关节腔局部应用可减轻外周关节的滑膜炎，在使用过程中监测血压、血糖、尿糖等变化，注意个人清洁卫生，防止继发感染，同时应注意补充钙剂，防止骨质疏松的发生。

（4）免疫抑制剂治疗的护理：免疫抑制剂使用时可

引起肝肾功能异常、骨髓抑制、加重感染等,在治疗过程中严格掌握给药的时间和剂量,并密切观察药物的副作用、血常规和肝肾功能变化等。对恶心、呕吐严重者,加强支持治疗,如止吐、改进进食方式。密切观察口腔黏膜变化,为避免继发细菌或真菌感染,进食后应漱口。

4. 健康宣教

(1)合理休息与活动,注意劳逸结合。合理饮食,摄入足够的营养素,维持良好的营养状况。避免进食较硬或粗糙的食物。

(2)加强自我管理,嘱患者日常生活中注意保持正确姿势,养成良好的生活习惯,坚持做关节体操,避免关节负重。经常地、规律地将关节进行最大范围的活动,保护和恢复关节功能。

(3)教会患者识别药物,了解药物可能出现的副作用,强调遵医嘱服药的必要性,嘱患者坚持治疗,告知患者勿随意更换药物或停药。向患者及家属详细介绍所用药物的名称、剂量、给药时间和方法,嘱其定期门诊随访。

(4)嘱患者保持心情舒畅,生活规律,适当运动,增强机体抵抗力,注意保暖,加强个人卫生,预防各种感染。

【特别关注】

(1)炎性肠病性关节炎的临床表现。
(2)炎性肠病性关节炎的心理护理。
(3)常见症状的护理。

【前沿进展】

生物制剂对于炎性肠病性关节炎的治疗:抗 TNF-α

拮抗剂对炎性肠病及关节炎均有明显而迅速的疗效。据报道英夫利昔单抗（infliximab）兼有抗肠道炎症（尤其对 CD）和抗关节炎症作用。

【知识拓展】

炎性肠病性关节炎与惠普尔病

炎性肠病性关节炎是溃疡性结肠炎和克罗恩病引起的关节炎的统称，可伴有或不伴有其他肠道外表现，如皮肤、黏膜病变及炎症性眼病等。近年有学者将惠普尔（Whipple）病也归入炎性肠病性关节炎，但尚存争议。

惠普尔病是一种多系统疾病，以腹泻、吸收不良综合征和脂肪泻、明显消瘦、发热、皮肤色素沉着、淋巴结肿大、贫血、白细胞和血小板增多、多浆膜炎腹痛和关节症状为特征。发病年龄在 30～50 岁。以男性多见，占 90%，妇女和儿童少见。白人报告较多，我国罕见。

68%～90% 的该病患者发生关节炎，57% 以关节炎为首发症状。关节症状可先于其他表现约 10 年以上，平均 6～8 年。多数患者表现为游走性多关节炎，常为对称性，大关节受累比小关节受累多见。关节痛是最常见的症状，关节炎仅持续 1～3 周，消退后恢复正常，但也可转为慢性。最常受累的关节为膝和腕，其他少见的关节依次为掌指、踝、髋、肩、肘及跖趾关节。7% 的患者出现骶髂关节炎，4% 的患者有强直性脊柱炎。30% 患者 HLA-B27 阳性。

滑膜组织及滑液检查可见过碘酸染色阳性物质。类似发现见于肠、淋巴结、心包膜、心肌、肝、脾、肾和脑。小肠黏膜固有层充满大量含过碘酸染色阳性物质的巨噬细胞为最特征性所见。电镜下肠壁、淋巴结、皮下结节、脑、滑膜或其他组织出现的杆菌状小体是诊断该病的主要依据。

正确诊断是本病治疗成功的关键。抗生素治疗有较好疗效，通常选用四环素族，疗程要长，甚至维持达1年。关节炎症在短期内可消失，必要时可选用一种非甾类抗炎药物控制急性期症状。

（刘 艺 邓 蓉）

第四节 反应性关节炎患者的护理

【概述】

反应性关节炎（reactive arthritis，ReA）是指继身体其他部位发生感染后出现的一种无菌性炎性关节病。

【病因】

绝大多数微生物感染后均可引起反应性关节炎。目前有报告将其分为三大类型：①细菌性腹泻后发病型：主要为沙门菌、志贺菌、耶尔森菌、弯曲菌、弧菌；②非淋病性尿道炎后发病型：主要为衣原体；③链球菌感染后发病型：主要为链球菌、引起扁桃体炎（扁桃体隐窝脓肿）的其他许多细菌；此外还有支原体、布氏杆菌、Bedsonis病毒、肺炎衣原体等。鉴于反应性关节炎与赖特综合征、强直性脊柱炎及其他一些疾病之间，在临床和基因方面分别有一些重叠现象，故人们也将反应性关节炎列入血清阴性脊柱关节病类。

【病理】

关节滑膜组织呈急性、亚急性或慢性非特异性炎性改变。韧带及关节囊附着点的炎症性病变是赖特综合征病变活动的常见部位。肌腱端的典型表现是有跟腱附着点腱炎,伴有关节周围炎症的腊肠指(趾),X线片显示滑膜炎、肌腱附着点周围的骨质疏松、糜烂和骨刺形成。

【诊断标准】

第三次国际反应性关节炎会议提出的诊断标准:①典型的外周关节炎:下肢多发,非对称性,寡关节炎;②感染病史不明确时,检查结果能证明既往有感染,具有以上1和2项的病例可诊断反应性关节炎,除去明确的骶髂关节炎、细菌性关节炎、结晶诱发的关节炎、莱姆病、链球菌引起的反应性关节炎,才考虑反应性关节炎(Reiter综合征)的诊断。HLA检查:HLA-27阳性不是必要的;而且Reiter综合征的临床症状(结膜炎、虹膜炎、皮疹、非感染性尿道炎、心脏病变、神经病变)和典型的骶髂关节炎的临床症状(炎症性腰痛、臀部痛),跟腱炎、虹膜炎的存在不是必要的,但存在这些症状时必须记录。

第三次国际反应性关节炎会议提出的诊断标准是把链球菌感染后关节炎除外的;但最近在小林茂人的报道中,把链球菌感染后反应性关节炎合并在一起,并提出一个参考诊断方法。扁桃体刺激试验,即按压扁桃体,在24h内出现CRP升高,白细胞增多,体温升高,关节炎恶化。此种病人扁桃体切除3周内,关节炎好转。Schumacher认为,某些反应性关节病人,无明显感染证据,无胃肠道症状;但存在骶髂关节炎,后者可能提示存在反应性关节。

鉴别诊断:①强直性脊柱炎;②未定型脊柱关节病;③化脓性关节炎;④痛风性关节炎。

【治疗】

1. 一般治疗 患者应当适当休息,急性期减少受累关节活动。

2. 药物治疗 口服药物包括非甾体类抗炎药、糖皮质激素、慢性抗风湿药物及抗生素;对单关节炎或肌腱端炎还可以用糖皮质激素进行关节腔内或痛点注射。

3. 非药物治疗 可适当理疗、按摩。

【主要护理问题】

1. 疼痛 与感染及关节炎症有关。

2. 躯体移动 障碍与关节疼痛、活动受限等有关。

3. 预感性悲哀 与疾病迁延、关节功能受损、生活质量下降有关。

4. 潜在并发症 肠道病变、泌尿系病变、眼炎、皮肤及黏膜损伤等。

【护理目标】

(1)患者主诉不适感减轻或消失,配合治疗及护理。

(2)患者认识和了解疾病,积极配合治疗,改善病情和生活质量。

(3)有效减少复发,合并症能得到及时治疗与处理。

【护理措施】

(一)一般护理

1. 常规护理

(1)急性期关节肿痛症状明显,且全身症状较重的患者,应卧床休息减轻关节负重,不易睡软床垫,枕头不易过高。

(2)注意受累关节的保暖,避免潮湿寒冷加重关节症状。

（3）保持患者皮肤黏膜清洁卫生，包括口腔护理、会阴部护理等。

（4）缓解期患者应适当活动，在相关人员指导下进行功能锻炼，参与日常活动。

2. 饮食护理

（1）患者饮食要规律，养成良好的生活习惯。

（2）患者饮食应清淡饮食，食用易消化、富含蛋白质及维生素的食物。如鱼、鸡肉等。

（3）避免食用辛辣刺激食物，如腌腊制品，避免便秘发生。

（4）禁酒，避免食用高脂食物。

3. 环境和休息

（1）居住环境应干净、通风良好，切勿住在阴暗潮湿不卫生的地方。

（2）生活规律，避免受凉劳累，注意保暖。

（3）急性期患者宜卧床休息，减少受累关节负重和活动。

（4）症状减轻，疼痛缓解时，可逐步下床，适当活动，逐渐加强关节功能锻炼；稳定期或缓解期患者应进行适当的锻炼。

（二）专科护理

1. 症状护理

（1）对于卧床不起的患者应注意保持正确体位。定时翻身，防止压疮形成和坠积性肺炎的发生。

（2）观察关节红、肿、热、痛的情况及活动受限程度；给予受累关节物理辅助治疗，如关节及肌肉按摩、红外线热疗等。

（3）病情许可情况下可适当给予关节功能锻炼。

(4)对于关节活动受限,生活不能完全自理的患者做好生活护理,增强舒适感。

(5)培养患者自理意识,教患者使用放松技巧,转移注意力。

(6)眼部受累患者注意避光,遵医嘱进行眼部治疗,保持眼部卫生。

(7)泌尿生殖道受累患者鼓励多饮水,保持外阴清洁卫生,减轻患者焦虑情绪。

(8)评估患者疼痛,关节疼痛明显者遵医嘱给予抗炎药物治疗,观察药物疗效及副作用。

(9)鼓励患者家属和朋友给予患者关心和支持。

2. 病情观察 病情观察护理要点见表3-4。

(1)主要观察关节疼痛、肿胀和活动受限情况,以及局部皮温和体温的变化。

(2)注意关节外症状,如口腔溃疡、肠道症状、泌尿道症状、眼损害、心脏受累等并发症的发生,一旦发现,提示病情严重,应及时报告医生处理。

(3)注意观察患者的心理状况,以便有针对性地进行心理护理。

表3-4 反应性关节炎病情观察护理要点

关节受累	评估关节疼痛部位、性质、持续时间
	关节肿胀和活动受限的程度及关节周围皮肤的情况
	关节肿痛时应注意休息,避免诱发因素
肠道受累	护理评估肠道受累程度
	观察腹痛症状、大便性状
	指导合理饮食,合理摄入能量减轻肠道负担
泌尿系统受累	评估泌尿生殖系统受累程度
	观察泌尿道分泌物性状改变
	观察会阴部及阴茎处皮肤情况

续表

眼部受累	评估患者眼部受累情况 观察眼部分泌物的性状改变 视力受损者应注意加强生活护理和保护性措施

3. 药物护理

（1）告知患者遵医嘱正规用药的重要性，避免滥用和不正确服药。

（2）告知药物使用方法和注意事项。

（3）注意观察非甾体类抗炎药、慢性抗风湿药物及糖皮质激素使用的副作用。

（4）评估用药效果。

4. 心理护理 护士应通过多巡视、多交流，介绍疗效显著的成功病例，告知其 ReA 虽起病急但预后较好，并鼓励病员间交流，以稳定患者情绪。鼓励患者自我调整心理状态，保持乐观的情绪；鼓励患者亲朋多关心、理解、照顾患者，使其树立信心，以利于机体恢复。

5. 健康教育 反应性关节炎多呈自限性经过，一般 2～6 个月症状消退，外周关节炎、皮肤和黏膜病变可完全恢复。血沉增快，白细胞和 C 反应蛋白增高均可恢复正常。本病可复发，20%～50% 患者的关节炎最后演为慢性关节炎，常伴骶髂关节和脊柱病变，受累关节疼痛、畸形、僵直、活动受限，最后导致关节畸形。男性常并发前列腺炎、前列腺脓肿等，女性可有宫颈炎、输卵管炎等，严重者影响性功能和生殖功能。眼部损害者可出现视神经炎、视网膜炎。复发性虹膜炎可致视力丧失。

反应性关节炎患者的健康教育包括：

1）注意气候变化，注意保暖保暖，防呼吸道感染。

2）注意休息，急性期宜卧床休息 2～3 周，逐步增强功能锻炼的强度。

3）加强体育锻炼,如跑步、骑自行车等,以提高机体抵抗力。

4）预防链球菌感染,若已感染扁桃体炎、咽峡炎、猩红热、丹毒等,要及时治疗。

5）饮食要有规律,可适当食用黄鳝、羊肉之类的食物。

6）保持心情舒畅,避免情绪激动及忧伤。

【特别关注】

（1）反应性关节炎的服药指导。
（2）反应性关节炎的注意事项（避免反复发作）。
（3）日常功能保护及恢复。
（4）教会患者功能锻炼。

【前沿进展】

对与反应性关节炎相关联的 HLA-B27 基因和血清阴性脊柱关节病已有所认识,但其发病机制仍不完全清楚。一些文献报道提示,HLA-B27 调控下 T 细胞对微生物抗原的反应在发病机制中起重要作用。但目前尚无足够的证据说明血清阴性脊柱炎是由细菌和 HLA-B27 交互反应而引起的自体免疫性疾病。虽然 HLA-B27 抗原和某些微生物发生交互反应而导致免疫反应和组织损伤的证据不足,但 HLA-B27 亚型肽递呈作用可能与发病机制相关。目前比较流行的观点是"关节源性肽理论",即 HLA-B27 作为细胞毒素 T 细胞反应的限制因素,该反应由来源于致病微生物的关节源性肽所诱导,并在 T 细胞分子拟态中以局部存在的细菌抗原或交互反应的关节特异性自身抗原的形式留存,这样就解释了疾病的组织特异性。该理论以细菌的迁移或细菌激发关节局部滑膜液免疫反应的产物为基础,而我们已知关节内确实有微生物存在。而且,细菌跨越黏膜屏障对反应性关节炎影响是最大的,至少它们能够在细胞内存活。目前还知道有一种对应耶尔森菌的 IgA 型抗体产物,它能使关节内的抗原性物质长期存留。这一发病机制还需要主要组织相容性复合体 MHC 对反应性关节炎中滑膜 T 细胞反应的限制作用来证实。

(朱利君　谭淳予)

第四章 骨与软骨病患者的护理

第一节 骨关节炎患者的护理

【概述】

骨关节炎（osteoarthritis，OA）是一种中老年常见的风湿性疾病；又称退行性关节病、骨关节病；是一种以关节软骨的变性、破坏及骨质增生为特征的慢性关节病。

骨关节炎在中年以后多发，随着年龄的增加，发病患者数呈升高趋势。无地域及种族差异。

【病因】

确切病因尚不明确，目前认为关节软骨的变化过程可能由多种因素诱发，并非与一种因素有关，主要与以下因素有关：①年龄；②关节软骨基质的原发改变；③软骨代谢异常；④创伤；⑤软骨代谢调控的改变；⑥关节炎性病变；⑦肥胖；⑧遗传因素。

【病理】

骨关节炎可分为原发性和继发性两种。

关节构成成分的改变可能是本病发病的最初病理变化；关节软骨是骨关节炎发生改变的主要部位；骨关节炎关节软骨改变的根本原因是骨退行性变。

关节软骨的软化、破溃和局部剥脱以及关节边缘骨与软骨赘生物的形成是骨关节炎根本的病理改变。

【诊断要点】

1. 临床表现 主要为受累关节的疼痛、肿胀、晨僵、关节积液及骨性肥大,可伴有活动时的骨摩擦音、功能障碍或畸形。病变主要累及脊柱关节、下肢负重关节、双手远端指间关节。

（1）关节症状：临床上隐性起病。

1）关节疼痛：疼痛的性质较为深在,定位较差,早期为轻度或中度间断性隐痛；典型的疼痛：活动后疼痛,休息后缓解；变换姿势时疼痛；晨起活动痛等。

2）晨僵：一般是受累关节出现晨起时关节僵硬或黏着感,活动后缓解,时间不超过 15～30min。

3）关节活动障碍：活动时有卡骨感或行走困难。

（2）体征

1）关节肿胀或骨性肥大：早期为关节周围的局限性肿胀,随病情进展可有关节弥漫性肿胀、滑囊增厚或伴关节积液；继发性滑膜炎也可以造成关节肿胀。软骨或骨性增生骨刺形成造成骨性肥大。

在手的远端指间关节伸侧面的两侧骨性膨大称为赫伯登（Heberden）结节；在手的近端指间关节伸侧面的两侧骨性膨大称为布夏（Bouchard）结节。

2）关节压痛：在伴有关节肿胀时尤为明显。

3）活动时有弹响或骨摩擦感：主要见于膝关节的骨关节炎。

4）关节积液。

5）畸形和功能障碍或功能丧失：不同部位表现不同；膝关节受累最常见,严重可出现膝内外翻、屈曲畸形,大腿肌肉可出现萎缩。

6）浮髌试验（+）。

（3）辅助检查：①滑液检查；②X线检查；③骨与关节扫描；④实验室检查：血沉、C反应蛋白。

2. 诊断标准　不同关节的骨关节炎有不同的诊断标准（表4-1～表4-3）。我国目前采用的是美国风湿病学会1995年修订的诊断标准。

表4-1　手骨关节炎诊断标准

临床标准
1. 近1个月大多数时间有手关节疼痛、发酸、发僵
2. 10个指间关节中，骨性膨大关节＞2个
3. 掌指关节肿胀＜3个
4. 远端指间关节骨性膨大≥2个
5. 10个指间关节中，畸形关节＞1个
满足1+2+3+4条或1+2+3+5条可诊断手OA

注：10个指间关节为双侧第2、第3远端及近端指间关节，双侧第1腕掌关节。

表4-2　膝骨关节炎诊断标准

临床标准
1. 近1个月大多数时间有膝关节疼痛
2. 有骨摩擦音
3. 晨僵＜30 min
4. 年龄≥38岁
5. 有骨性膨大
满足1+2+3+4条，或1+2+5条或1+4+5条者可诊断膝骨关节炎
临床+放射学标准
1. 近1个月大多数时间有膝痛
2. X线片示骨赘形成
3. 关节液检查符合骨关节炎
4. 年龄≥40岁
5. 晨僵＜30 min
6. 有骨摩擦音
满足1+2条或1+3+5+6条，或1+4+5+6条者可诊断膝骨关节炎

表 4-3 髋骨关节炎诊断标准

临床 + 放射学标准
1. 近 1 个月大多数时间髋痛
2. 血沉（ESR）＜ 20mm/h
3. X 线片示骨赘形成
4. X 线片示髋关节间隙狭窄
满足 1+2+3 条或 1+2+4 条或 1+3+4 条者可诊断髋骨关节炎

【治疗】

治疗的目的是缓解关节疼痛、改善功能并重建受损的软骨及骨的结构。

1. 药物治疗

（1）口服药物：非甾体抗炎药（NSAID）、对乙酰氨基酚、曲马朵、软骨保护剂。

（2）关节腔内注射：糖皮质激素、透明质酸钠。

（3）局部外用：双氯芬酸二乙胺乳胶剂、辣椒素膏。

2. 非药物治疗 康复治疗：热疗、冰疗、电刺激、牵引和按摩、肌力练习。

3. 外科治疗 ①关节镜手术；②整形外科手术。

【主要护理问题】

1. 舒适的改变 与疼痛、关节僵硬有关。

2. 生活自理能力下降 与关节疼痛、僵硬及关节、肌肉功能障碍等有关。

3. 躯体移动障碍 与关节疼痛、僵硬及关节、肌肉功能障碍等有关。

4. 有废用综合征的危险 与关节炎反复发作、疼痛和关节骨质破坏有关。

5. 预感性悲哀 与疾病久治不愈、关节可能致残、影响生活质量有关。

【护理目标】

(1)患者主诉不适感减轻或消失。
(2)患者生活能自理或部分自理。
(3)患者躯体功能得到改善或维持。
(4)身体系统未出现衰退。
(5)患者情绪稳定,配合治疗及护理。

【护理措施】

(一)一般护理

1. 心理护理

(1)针对患者的病情,介绍相关疾病知识。
(2)给予安慰、疏导,耐心解答患者提出的各种问题。
(3)鼓励患者自强;教会患者自我放松的方法,以良好的心态配合治疗。
(4)针对个体情况进行针对性心理护理,尽量使患者看到希望。
(5)督促家属亲友给予配合支持和精神鼓励患者。

2. 饮食护理 加强营养,多摄取蛋白质、抗氧化维生素及含钙食物,如牛奶、鸡蛋、豆制品、虾皮、新鲜水果、蔬菜等。

3. 休息

(1)居住环境应保持干燥、防潮、起居方便,同时应使患者睡眠充分。
(2)避免关节受到反复的冲击力或扭力,取物及拾物时尽量保持关节功能位,减少做频繁登高运动,关节不要长时间负重,肥胖者减轻体重。
(3)床铺,马桶座,椅子高度最好比普通加高 10cm,

防止膝关节过度屈曲。

(4)注意天气变化,避免潮湿受冷。

(二)专科护理

1. 症状、体征护理(表 4-4)

表 4-4　骨关节炎症状、体征护理

疼痛护理	评估患者的关节疼痛部位、疼痛性质、关节肿胀和活动受限的程度
	注意活动与休息相结合,减少关节负重活动;创造适宜的环境,关节疼痛严重者,卧床休息
	协助患者减轻疼痛,教患者使用放松技巧
	采用热疗、冷疗、超音波、伸展性锻炼、休息疼痛的关节、垫鞋垫或穿厚底或有减震功能的鞋等措施
	使用辅助性器械,如助行器、拐杖、扶手等
	按医嘱给予止痛剂并注意观察疗效及副作用,及时评价患者关节疼痛减轻或缓解程度
晨僵护理	评估晨僵的部位、时间
	鼓励患者早晨起床后,用热水浸泡僵硬的关节,而后活动关节
	对僵硬的关节给予按摩、保暖,减少到冰箱取物次数、时间
关节肿胀的护理	评估肿胀的部位、性质、程度
	给予热敷、冰敷
	肿胀的关节减少活动
	理疗

2. 关节功能康复的护理(表 4-5)

表 4-5　骨关节炎患者关节功能康复的护理

病情活动期的护理	在病情活动期以休息为主
	锻炼选择水上运动最理想
	理疗:热疗、超声疗法、电刺激、牵引、按摩
病情稳定期的护理	鼓励患者及早进行功能锻炼,制订自身锻炼计划,活动强度应以患者能耐受为限

续表

	鼓励患者有益的锻炼:游泳、散步、骑脚踏车、仰卧直腿抬高或抗阻力训练及不负重位关节的屈伸活动等
	避免机械损伤,减轻关节负重;教患者使用手杖、步行器等
	避免长久站立、特别是单腿站立、跪位和蹲位
	理疗:热疗、超声疗法、电刺激、牵引、按摩
	进行等张训练、等长训练
	患者训练过程中要细致观察关节的皮肤颜色、温度、关节活动度及疼痛的情况,以指导进一步的功能锻炼方法
	对关节间隙过度狭窄、大骨刺、软骨下骨硬化等患者,建议手术治疗
	鼓励肥胖患者减肥

3. 累及关节的病情观察及护理(表4-6)

表4-6 骨关节炎累及关节的病情观察及常规护理

手关节	观察关节是否肿大变形、有无压痛
	避免单手(单指)提重物
	加强手关节功能锻炼,按摩手关节
膝关节	观察膝部皮肤颜色、温度、肿胀及疼痛情况
	注意休息受累关节
	避免上下楼梯、长距离行走、剧烈运动
	避免长久站立、跪位和蹲位
	膝关节应体保暖防寒
	使用辅助用品:手杖、步行器、坐便器
	膝内翻的患者使用楔形鞋垫
	使用膝关节固定带
	严密观察病情变化,防跌倒
	理疗、按摩
	加强膝关节不负重功能锻炼

续表

髋关节	观察疼痛性质
	疼痛剧烈时卧床休息
	避免长久站立
	使用辅助用品：手杖、步行器
	保持关节功能位
足关节	观察疼痛部位、关节有无变形
	避免穿紧鞋、高跟鞋
	按摩受累关节
脊柱关节	晨僵时适当活动关节
	严密观察患者生命体征变化，防止椎管狭窄或颈椎脱位压迫脊椎危及患者生命
	减轻脊柱负重
	教会患者有益的运动：游泳等

（三）健康宣教（表4-7）

表4-7 骨关节炎患者的出院宣教

饮食	饮食规律、营养丰富、容易消化
	进食优质蛋白、抗氧化维生素及含钙食物
	身体过于肥胖者应减轻体重
运动	避免关节受到反复的冲击力或扭力，减少负重运动
复查	定期门诊随访
	遵医嘱服药，勿擅自停药或减量

（四）膝关节腔注射的护理（表4-8）

表4-8 膝关节腔注射的护理

膝关节腔注射前的护理	向患者及家属介绍关节腔注射的方法、过程、配合要点，消除患者的恐惧心理
	观察穿刺部位皮肤有无异常
	做好穿刺部位皮肤清洁

续表

膝关节腔注射方法	患者取端坐位或平卧 对膝关节穿刺点进行常规碘伏消毒 2%利多卡因2ml局麻（患者耐受时可不用局麻） 根据药物量选择注射器抽吸药物备用 注射部位选用髌骨下外侧或内侧进针 选用5ml注射器、22G针头穿刺进入关节腔，如有关节腔积液时抽尽积液丢弃或化验 固定针头，更换备用药物注射器注入药物 注射后被动活动膝关节，使药物均匀地分布在关节表面
膝关节腔注射后护理	观察针口渗血情况及疼痛情况 卧床休息4～6h再下地活动 注射部位2h内不可湿水 观察注射部位有无皮疹、瘙痒、红肿、发热等症状 2天内局部不能涂擦药或贴药膏，以免发生感染 3天后逐渐加强功能锻炼 2周内避免患部承受过度的重量负荷、屈膝蹲踞、单脚站立、跳跃等姿势或动作

【特别关注】

（1）疼痛护理。

（2）关节功能康复的护理。

（3）累及关节的病情观察及护理。

（4）健康教育。

【前沿进展】

1. 自体软骨细胞移植术 除了药物治疗骨关节炎外，对重症的骨关节炎开展自体软骨细胞移植，应用基质干细胞来对局部的软骨缺损进行软骨的修复正在取得显著进展，但自体软骨细胞移植通常仅限于小于2cm²的关节软骨缺损，这些治疗方法在骨关节炎治疗中的应用仍然缺乏具体指征。

2. 生长抑素关节腔内注射 生长抑素关节腔内注射治疗膝关节骨关节炎疗效确切,副作用少,是治疗膝骨关节炎的理想方法。在关节内应用后,生长抑素可作用于不同种类的细胞和组织:抑制滑膜细胞、淋巴细胞的增殖及单核细胞的活化和趋化性;抑制滑膜细胞释放前列腺素,抑制前列腺素的生成并抑制其从所涉及的神经末梢释放,使致敏的神经末梢失活,从而迅速减轻疼痛。此外,生长抑素还具有收缩血管,减少血浆渗出和水肿;恢复血清滑液屏障的功能,减少关节积液,消除炎症,从而达到缓解疼痛,消除肿胀,改善关节功能的作用。

【知识拓展】

(1)骨骼肌肉系统疾病损害了世界各国不同年龄段数以亿计的人的健康,随着人口的老龄化,骨关节疾病的发病率还会不断增加。据统计:全世界大约有3.55亿人患有各种关节疾病。关节疾病在老龄化人群中占慢性疾病的一半,骨性关节炎已成为世界范围的健康问题。鉴于此,在原联合国秘书长安南的支持下,世界卫生组织成立"骨与关节十年"组织,通过世界范围的工作改善患有骨骼肌肉系统疾病的患者的健康状况和生活质量。2000年世界卫生组织宣布2000年~2010年为"世界骨与关节十年",每年的10月12日为"世界骨日"。这标志着世界范围内对骨与关节病的研究将进入一个新的阶段。

(2)有项名为arcogen的两年计划,汇集了英国8个研究中心和30名遗传学家,他们将抽取8000名骨关节炎患者与6000名健康志愿者作DNA比较,并将扫描整个基因组以寻找普遍存在于骨关节炎患者的遗传突变。arcogen

的目的是找到增加骨关节炎发展风险的遗传改变。

(梁 燕)

第二节 原发性骨质疏松患者的护理

【概述】

骨质疏松症(osteoporosis,OP)是一种以骨量降低、骨微结构破坏、骨脆性增加、骨强度下降、骨折风险增大为特征的全身性、代谢性骨骼系统疾病,可分为原发性骨质疏松症和继发性骨质疏松症。原发性骨质疏松症包括Ⅰ型绝经后骨质疏松症和Ⅱ型老年性骨质疏松症。原发性骨质疏松症发生随年龄的增高而增加,呈流行态势,总体上60~70岁发病率为1/3,80岁为1/2。

【病因】

骨质疏松症的具体病因尚未完全明确,一般认为与以下因素有关:①性别与年龄;②体重及体重指数;③激素;④营养状况(钙和维生素D);⑤遗传因素;⑥运动与体力活动;⑦吸烟与饮酒等其他因素。

【发病机制】

原发性骨质疏松的发病机制仍不明确。一般认为与骨吸收过多或形成不足引起平衡失调,最终导致骨量的减少和骨微结构的变化有关。

【诊断要点】

1. 临床表现 主要有周身疼痛、椎体压缩、脆性骨折及呼吸系统影响。

（1）疼痛：主要是骨痛，以腰背疼痛为主，并向四肢放射，疼痛性质以酸痛、冷痛、胀痛、钝痛、深部疼痛为主。疼痛在活动后可加重，如久坐、久立、久卧、扭转身体、前曲和后伸体位改变等均可加重疼痛的症状。其他部位也可出现疼痛，如髋骨、臀部、骶尾部、膝踝部、足趾部等，严重者可出现全身疼痛。随着骨质疏松症的发展加重，疼痛可由间断性发展成持续性疼痛。

（2）椎体压缩：椎体骨折多见于绝经后骨质疏松，可引起驼背和身高变矮，多在突发性腰背疼痛后出现。严重骨质疏松时，脊柱长短可缩短 10～15cm，有时还可出现脊椎的侧突畸形。

（3）骨折：当骨量丢失 20% 以上即可出现骨折，是骨质疏松最常见和最严重的并发症。严重骨质疏松的患者轻度摔倒或日常的肢体动作即可导致骨折。骨折的部位多见于脊柱、髋部和前臂骨折。不同类型的骨质疏松好发的部位也不尽相同。如 I 型骨质疏松症骨折好发于桡骨前端和胸、腰椎（压缩性骨折），II 型骨质疏松症骨折好发于股骨上端及胸、腰椎（楔形骨折）。

（4）呼吸功能受损：如患者出现胸、腰椎压缩性骨折，脊椎后弯，胸廓畸形，可影响胸廓活动，使肺活量和最大换气量显著减少，患者往往可出现由于缺氧而导致的胸闷、气短、呼吸困难、耐力下降等症状。

（5）其他：有些患者还可出现便秘、腹胀、上腹部不适等消化系统症状，头发脱落、牙齿松动也不少见。

2. 实验室检查

（1）X 线检查：骨 X 线片在骨量减少大于 30%～50% 时才显现，为定性检查，不能用于早期诊断。

（2）骨密度检查：为定量检查，对早期了解骨量的减少、早期诊断骨质疏松症、预测骨质疏松症的骨折危险性及评估疗效有重要意义。

（3）骨转换的生化测定：可反映人体骨形成和骨吸收情况，有助于骨质疏松的诊断分型和鉴别诊断以及早期评价。

3. 诊断标准 主要从3方面进行，即高危人群判断、骨密度检查、生化指标测定。目前，骨密度检查是骨质疏松的重要指标。骨密度值低于同性别、同种族健康成人的骨峰值不足1个标准差属正常；降低1～2.5个标准差之间为骨量低下（骨量减少）；降低程度等于和大于2.5个标准差为骨质疏松；骨密度降低程度符合骨质疏松诊断标准同时伴有一处或多处骨折时为严重骨质疏松。现在也通常用T-Score（T值）表示，即T值≥-1.0为正常，-2.5＜T值＜-1.0为骨量减少，T值≤-2.5为骨质疏松。测定部位的骨密度对预测该部位的骨折风险价值最大，如髋部骨折危险用髋部骨密度预测最有意义。临床上常用的推荐测量部位是L1～L4和股骨颈，诊断时要结合临床情况进行分析。

【治疗】

1. 脉冲电磁场疗法

2. 中医疗法

3. 外科治疗

4. 药物治疗

（1）补充钙剂和维生素D及其衍生物。

（2）骨吸收抑制剂：雌激素、降钙素选择性雌激素受体调节剂类、双磷酸盐、降钙素等。

（3）促进骨形成剂：氰化物、甲状旁腺激素。

【主要护理问题】

1. 疼痛 与骨质疏松症有关。

2. 有受伤的危险 与骨质疏松导致骨质脆性增加有关。

3. 焦虑/恐惧 与患者对骨质疏松症并发骨折危险性的恐惧、担心预后有关。

4. 知识缺乏 缺乏预防和治疗骨质疏松的相关知识。

5. 潜在并发症 骨折。

【护理目标】

（1）重视骨质疏松症，积极参与预防及治疗。

（2）患者焦虑/恐惧程度减轻，配合治疗及护理。

（3）患者主诉不适感减轻或消失。

（4）未发生并发症，或并发症发生后能得到及时治疗与处理。

【护理措施】

1. 一般护理

（1）心理护理

1）重视心理护理，教会患者自我放松的方法，听音乐、适当娱乐，鼓励他们参加社交活动，使其情绪放松。鼓励患者表达自身感受，通过沟通交流，消除焦虑恐惧心理，增强抗病信心。

2）提高患者对骨质疏松症的认识，耐心讲解此病的危害性，让他们了解此病发病率高、危害大的特点，促使其早防早治。

3）针对不同的患者采取不同的交谈方式，给患者心理上的安慰，使其树立战胜疾病的信心。

4）鼓励患者家属和朋友给予患者关心和支持。

（2）饮食护理

1）指导患者进食清淡低盐，富含钙、适量蛋白质和多种维生素的饮食。主食以米、面、杂粮为主,做到品种多样,粗细合理搭配。副食多吃含钙和维生素 D 的食物,如奶类、鱼、虾、海产品、豆制品、鸡蛋、燕麦片、坚果类、绿叶蔬菜及水果。另外还需要补充与骨代谢有关的其他营养素,如维生素 K 及必须微量元素氟、锰、铜、锌。

2)适当补充钙剂及维生素 D。中国居民膳食钙的推荐摄入量:18 ～ 50 岁成年人 800mg/d,孕期随着早中晚期的不同,从 800 ～ 1200mg/d 递增,乳母应达到 1200mg/d,尤其是 50 岁以上的老人应该摄入钙 1000mg/d 以上。尽量不要喝咖啡、浓茶、可口可乐、酒类等,以免影响钙的吸收。

(3)日常生活护理

1)房内物品放置有序,地面、走廊上不摆放杂物,地面避免潮湿,保持干燥,最好穿防滑鞋。

2)改善照明以减少危险因素,如厕、洗澡、起床等站稳后移步,以免引起跌倒。

3)少去人口聚集的公共场所以减少碰撞,步态不稳、下肢肌力较差的可使用拐杖辅助。

4)勿穿高跟鞋,行走时注意路面情况,防止跌倒。

5)日常生活中,可将胳膊和腿全部裸露在阳光下,一次 5 ～ 10min,一周 2 ～ 3 次就能满足皮肤在紫外线作用下维生素 D 转换成活性维生素 D_3 的作用。冬季或卧床的老年人,补充活性维生素 D_3 是必需的。

2. 专科护理

(1)疼痛的护理

1)卧床休息,使用硬板床,取仰卧位或侧卧位,仰卧时可在双下肢垫一软枕,使髋及双膝微屈,使肌肉放松,减轻疼痛;侧卧位时应使腰椎在同一水平线上,腰后可垫一软枕，下肢保持稍屈髋、屈膝。休息数天至一周。

2）局部疼痛可温热敷、按摩、促进血液循环，减轻肌肉痉挛，缓解疼痛。疼痛部位可与红外线照射，照射完可指导病人深呼吸、慢节律呼吸。

3）必要使用背架、紧身衣等，以限制脊柱的活动度和给予脊柱的支持，从而减轻疼痛。剧烈疼痛可遵医嘱予止痛剂。

（2）功能锻炼

1）有氧训练，包括快步走、有氧操、跳舞、游泳、骑车、园艺劳动、太极拳等。

2）力量训练。

3）抗阻力训练。

（3）骨折的护理

1）损伤早期骨折复位后的护理：严格检查内外固定情况，确定固定效果，注意观察固定端的血运，手指运动及皮肤感觉情况，加强生活及饮食等基础护理，做好防压疮工作。对手术切开复位的患者做好手术后的观察护理，注意伤口渗血、伤口感染等并发症的发生。此期的功能锻炼以肌肉舒缩练习为主，防止过度活动或剧烈被动活动。

2）骨折逐步修复到临床愈合的护理：继续保证固定效果，防止骨折断端移位或骨折处再骨折，加强功能锻炼，逐渐恢复骨折部上下关节的活动，逐步增加运动强度、运动量及运动时间，预防关节僵硬、肌肉萎缩。

（4）用药护理

1）钙剂应睡前 4～5h 服用，多饮水，以增加尿量，减少尿结石形成的机会。同时服用维生素 D 时，不可与绿色蔬菜一起服用，以免形成钙螯合物而减少钙的吸收。

2）性激素必须在医生的指导下服用，剂量要准确，并要与钙剂、维生素 D 同时服用。应定期进行妇科和乳腺检查，反复出血应减少用量或停药。

3）降钙素应注意观察不良反应，如颜面潮红、食欲减退、恶心呕吐、发热及耳鸣等。

4）二磷酸盐立晨起空腹服用，同时饮清水 200～300ml，避免饮用牛奶或饮料，服药后至少半小时取半卧位或立位，不能平卧。如出血吞咽困难、咽痛或胸骨后疼痛，警惕可能发生食管炎、食管溃疡和食管糜烂等情况，应立即停药。

3. 健康教育

（1）教导患者均衡饮食的重要性，合理膳食，每天坚持户外活动，晒太阳。

（2）教导患者运动的重要性，指导患者锻炼身体，要循序渐进，持之以恒。

（3）告知患者遵医嘱用药的重要性，指导其学会自我监测药物的不良反应。

（4）养成良好的生活习惯，消除危险因素，如：过多的咖啡、烟酒，过度的节食或偏食等。

（5）保持居家环境简单、安全、家具相对固定，避免跌倒及外伤。

（6）如遇突发跌倒及外伤，出现剧烈疼痛，提示可能出现骨折的情况，应及时到医院就诊。

（7）定期进行骨密度检查。

【特别关注】

（1）原发性骨质疏松症患者的服药指导。
（2）骨折预防。
（3）健康宣教和心理护理。

【前沿进展】

骨转换生化标志物检查作为非创伤性检查，操作方便，相对价廉，其在多方面均有重要的检测价值。

1. 与骨质疏松的诊断关系 虽然骨密度是诊断骨质疏松的金标准，但骨转换生化标志物的改变早于骨密度，比骨密度更敏感，且特异性高，稳定性好，联合检测骨密度和骨转换生化标志物比单一性骨密度检测对骨质疏松症的诊断更准确，且可更加早期发现骨代谢异常。

2. 骨量丢失与骨折风险的评估 骨转换加快提示骨丢失的可能，骨转换生化标志物能有效反应骨转换的情况，如 IGF-1、CTX 等骨吸收标志物与骨转换速率成正比，其浓度增高提示骨转换速率增快，从而反映出骨量丢失，并进一步预测骨质疏松患者的骨折风险。

3. 抗骨质疏松治疗疗效判断 骨密度检查用于抗骨质疏松治疗疗效的判断，但用骨密度监控药物疗效有明显统计学意义至少需要 6 个月以上，但骨转换生化指标的改变先于 BMD，通常在抗骨质疏松治疗 3 个月左右即可检测出明显的降低，因此对抗骨质疏松治疗的早期疗效判断有重要意义。

4. 肿瘤骨转移的早期诊断 测定血中的骨转换标志物还可作为肿瘤骨转移的早期诊断的筛选指标。肺癌、乳腺癌、前列腺癌易发生骨转移，前列腺癌易发生骨转移，前列腺癌骨转移患者引起溶骨性损伤，体内 TRAP5b、β-CTX 水平明显升高，而无骨转移者、良性肿瘤者则不高。

总之，目前 BALP、PINP、TRAP、CTX 作为相对研究广泛的骨转换生化标志物已被应用于临床，一些较新的骨转换标志物如 OPG、LP、Cat KDENG 是否能作为预测骨折风险、监测治疗疗效的指标仍需要进一步研究。

【知识拓展】

糖皮质激素性骨质疏松发病率不断上升,在骨质疏松症中其发生率居于第三位,仅次于绝经后骨质疏松及老年性骨质疏松。糖皮质激素除了促进成骨细胞和骨细胞凋亡、降低成骨功能,抑制骨胶原及促进骨细胞生成并延长其生存时间等直接抑制成骨,还通过调节内分泌及相关细胞因子、抑制骨局部血流量等间接影响骨形成。研究表面,长期使用糖皮质激素治疗的患者当中有30%~50%发生脆性骨折的可能。主要影响松质骨丰富的骨骼区域,如腰椎和股骨近端。在首次使用糖皮质激素治疗后的3个月骨折的风险逐渐上升到75%,通常在此之前骨密度大幅度下降。

(李燕洪　邱　懿)

第三节　复发性多软骨炎患者的护理

【概述】

复发性多软骨炎(relapsing polyehondritis,RP)是一种少见的累及全身多系统的疾病,具有反复发作和缓解的进展性炎性破坏性病变,累及软骨和其他全身结缔组织包括耳、鼻、眼、关节、呼吸道和心血管系统。

【病因】

复发性多软骨炎病因尚不明确,可能是在一定遗传易感性基础上由多种诱发因素刺激导致的自身免疫性疾病，其免疫反应的主要对象为软骨。

【病理】

复发性多软骨炎的基本病理特征是软骨基质酸性黏多糖缺乏或丧失，最终导致软骨破坏变形。

镜下所见病变特点为软骨溶解伴软骨膜炎。早期软骨膜及软骨呈急性、慢性炎症细胞浸润，软骨组织分隔成小岛。变性坏死软骨由纤维结缔组织代替。弹力纤维染色显示弹力纤维凝集、破坏。耳郭皮肤表现为血管炎，血管腔闭塞伴淋巴细胞、嗜酸性粒细胞浸润。

【诊断要点】

1. 临床表现

（1）全身症状发热、乏力、体重减轻、肌肉疼痛、食欲下降。

（2）耳郭软骨炎病变侵犯耳郭软骨部分，表现为突发耳郭软骨的红肿热痛，有时有结节红斑。病变累及内耳、外耳道可引起耳鸣、耳聋或鼓室积液。

（3）鼻软骨炎：鼻组织红、肿、压痛，反复发作可致鼻软骨局限性塌陷，伴鼻塞、溢液、鼻出血、鼻黏膜糜烂及鼻硬结。

（4）眼炎性病变可出现结膜炎、角膜炎、巩膜炎、虹膜炎等。上述症状的严重程度与其他处炎症相平行。

（5）关节病变：70%的患者关节受累，可呈暂时性、对称性、单发或多发，呈游走性疼痛，大小关节均可受累。

（6）呼吸系统病变：系统损害中呼吸道受累者占50%～71%，大部分患者在病程中出现声嘶、咳嗽、呼吸困难、喘息、喉及气管压痛等症状。

(7) 心血管病变：男性易发生主动脉功能不全，瓣膜病变易发生在疾病早期。

(8) 皮肤病变：皮损无特异性，形态多样。

(9) 神经系统病变：常继发于血管炎，临床表现多样，一般呈急性或亚急性起病，脑神经受累最为常见。

(10) 肾脏病变：肾活检示节段性增生性肾小球肾炎。

2. 辅助检查 ①常规检查：血常规、血沉、血生化、免疫检查；②影像学检查：X线检查、CT；③支气管镜检查；④肺功能检查；⑤病理检查。

3. 诊断标准 1976年McAdom等提出的诊断标准被视为公认标准，内容包括：①双侧耳郭复发性软骨炎；②非侵蚀性、血清阴性、炎症性多关节炎；③鼻软骨炎；④眼部炎症（结膜炎、角巩炎、巩膜炎/巩膜外层炎，葡萄膜炎）；⑤呼吸道软骨炎[喉和（或）气管软骨]；⑥耳蜗或前庭损害，出现耳鸣、耳聋及眩晕。具备上述3个或3个以上标准，并得到组织病理证实亦可确诊。1979年Damiani提出了扩大的McAdom诊断标准，只要有下述中任何一条即可诊断：①1条以上的McAdom征，加上组织病理证实；②病变累及2个或2个以上的解剖部位，对激素或氨苯砜治疗有效。

【治疗】

1. 一般治疗 急性期卧床休息，视病情给予流质或半流质饮食，保持呼吸道通畅，烦躁不安者可适当给予镇静。

2. 药物治疗 ①氨苯砜：具有免疫调节作用。②糖皮质激素：可抑制病变的急性发作，减少复发的频率及严重度。③免疫抑制剂：氨苯砜及糖皮质激素治疗无效时，可加用免疫抑制剂，如环磷酰胺、硫唑嘌呤等。

3. 手术治疗 因炎症反复发作，晚期气道瘢痕狭窄等，出现呼吸困难，有人尝试用外科手术，如气管切开术、喉气管成形术、气管支气管外固定术等，尽管已有多种手术方法，但结果不甚满意。

4. 机械通气治疗 RP 可致气管软化后，支撑作用消失，患者呼气时气管塌陷，造成气体陷闭，呼气困难。持续气道内正压通气（CPAP）可以防止软化的气道塌陷，减轻气体陷闭。对于管腔增厚所致的气道严重狭窄的患者，疗效不佳。

【主要护理问题】

1. 疼痛 与肌肉关节疼痛有关。

2. 自理缺陷 与眼炎性病变、脑神经受累有关。

3. 潜在并发症 感染、窒息、心源性休克及心力衰竭。

4. 自我形象紊乱 与鼻梁、耳郭塌陷有关。

5. 焦虑 与疾病久治不愈，自我形象紊乱有关。

6. 知识缺乏 缺乏疾病治疗、用药和自我护理知识有关。

【护理目标】

（1）适应正常生活需要。

（2）疼痛减轻或消失。

（3）正确面对现实，增强生活的勇气。

（4）能说出焦虑的原因，能运用应对焦虑的有效方法。

（5）能了解 RP 的相关知识，学会自我护理。

（6）未发生相关并发症，或并发症发生后能得到及时治疗与处理。

第四章 骨与软骨病患者的护理

【护理措施】

（一）一般护理

1. 病情观察 严密观察病情变化，定时巡视，做好护理记录。注意观察患者意识、面色、生命体征等情况。有肾功能损害者，注意观察血压、24h 出入量、体温、脉搏、呼吸、心率等变化。出现病情变化时应及时报告医生并做好相应的处理。

2. 饮食护理 清淡软食，必要时给予流质或半流质饮食，喂食时把床头摇高 15°～30°，尤其是患者自己进食的要嘱其慢吞细咽，防止呛咳和食物反流引起吸入性肺炎或加重肺部感染，进食半小时后再平卧。

3. 休息与环境

（1）急性期卧床休息尽量减少活动，调节病室温度24℃左右，湿度在 50%～60%，开窗通风。

（2）保持病室安静，限制人员探视，保证患者充分休息。

（3）指导患者穿柔软棉质衣服，床挡保护防止坠床，生活不能自理者按时给予洗漱、擦浴、喂食、喂药。慢性期或病情稳定的患者可适当下床活动，注意劳逸结合、避免精神创伤，少去公共场所。

（4）有关节疼痛时协助患者采取最佳体位以减轻疼痛，并注意使关节处于功能位，不要用摇床或枕头支起膝部，不要用高枕头。指导患者使用控制疼痛的方法，如放松、分散注意等。

4. 发热护理 部分患者有不明原因的轻、中度发热，应定时测量体温及伴随症状，温水擦浴，遵医嘱用药，卧床休息，补充体力，多吃高维生素、易消化清淡饮食，鼓励患者多饮水，保持口腔清洁，高热患者在退热过程中往往大量出汗,应及时用毛巾擦拭或更换衣服,防止着凉。

5. 心理护理

RP是一种病因不明的罕见病,目前无特异性的治疗药物,预后较差。患者往往会担心疾病预后,加之鼻梁、耳郭塌陷造成自我形象紊乱,随着病程的进展,呼吸困难反复发作,加之医疗费用负担重,患者会有悲观厌世的心理。因此,护士应加强巡视病房,向患者及其家属介绍本病的相关知识,告之本病虽然没有特效药,但可以通过气管切开、支架植入等手段及激素和免疫抑制剂的使用起到缓解症状,达到提高生命质量的目的,鼓励患者树立战胜疾病的信心。向患者家属说明家属的关心和支持对患者情绪的稳定的重要性,通过共同的努力才能减轻患者的焦虑和恐惧情绪。

6. 支架植入的护理

术前查血小板计数、出凝血时间,禁用任何抗凝或抗血小板药,术后嘱患者2h后进温热饮食,忌辛辣、刺激、坚硬食物,避免剧烈咳嗽、运动,防止支架移位,观察患者有无胸痛、胸闷及呼吸困难。

(二)专科护理

1. 系统损害的处理及护理(表4-9)

表4-9 复发性多软骨炎系统损害护理内容

耳部病变	侧卧位,患耳在上,防止受压,避免过度劳累,以免加重耳鸣、眩晕;保持情绪稳定睡眠充足;纠正患者挠耳的习惯
听力障碍	教会听力丧失患者通过简单的手语和体态语言表达意图,主动接触患者,了解患者的需求,及时满足患者的需求;和患者沟通时,附在患者的耳旁耐心讲解

续表

鼻软骨炎	鼻黏膜充血水肿者取半卧位，鼻出血时半卧位可使出血相对减少，少次多量饮水，减轻因张口呼吸引起口腔干燥不适；遵医嘱给予鼻腔用药；纠正患者挖鼻的习惯
眼部炎症	评估患者视力障碍程度，并制订改变生活方式的计划，帮助患者尽快适应 教会患者视物的方法，判断方向、距离的方法；防止各种跌伤、碰伤的方法 注意保持眼部卫生，避免用手揉眼等不良卫生习惯，外出时佩戴眼镜，告知患者日常生活中用眼常识，避免过度用眼，遵医嘱给予对症处理
关节病变	评估患者的关节疼痛部位、性质、持续时间，关节肿胀和活动受限的程度 保持环境安静舒适，避免过度嘈杂；采取合适的体位，避免疼痛部位受压；教患者使用放松技巧，转移注意力，根据病情给予冷热敷、温水浸泡，理疗等；休息肿痛关节，避免诱发因素 遵医嘱给予药物镇痛，并评价其疗效
呼吸系统病变	患者出现呼吸困难、咳嗽咳痰、喘息等症状，随时有窒息的危险，保持病房温湿度适宜；排痰困难者，必要时给予吸痰； 进食或鼻饲时摇高床头15°～30°，同时观察有无呛咳、呼吸困难、发绀等症状，避免误吸
心血管病变	密切监测生命体征，准确记录出入量，控制活动等级，及时发现与识别心律失常的心电图形，准备好急救药物和设备，做好急救准备

2. 用药指导 见附录。

（三）健康宣教

RP是一种自身免疫性疾病，容易复发，患者住院治疗后病情得到控制，主观症状如呼吸困难等得到改善，但是出院后家庭保健更加重要，为减少疾病的复发，在患者出院前有计划的给患者及家属进行健康宣教非常有必要。RP 患者出院宣教见表 4-10。

表 4-10 复发性多软骨炎患者出院宣教

心理指导	指导家庭成员多与患者交谈，陪患者参加一些社会活动，保持心情愉悦，注意外界环境和心理环境的调节，排除不利于身心健康的因素
药物	向患者说明出院后仍需长期服用激素，讲解可能发生的副作用，并且说明药物的副作用是暂时的，随着药物减量，这些副作用会有所减轻，交代清楚药物的用法、用量，强调按时、按量、坚持服用
日常自我护理	学会自我病情监测，病情加重时，及时就医 尽量少去公共场所，避免劳累、受寒、感冒等，病情稳定期可进行适当的体育活动 指导患者进行肢体和呼吸功能的锻炼
饮食	指导患者合理饮食，提高机体免疫力，选择优质蛋白、高维生素、富含钙质饮食
带气管套管出院患者护理	教会患者及家属进行套管护理；定期来院复查胸片及纤支镜，以了解支架有无移位、变形、有无分泌物的阻塞等情况
自我监测	学会自我监测病情，发现异常及时就医
复查	门诊随访，定期复查

【前沿进展】

RP 是少见、非特异性的、潜在致死性疾病，发病机制及最佳的治疗方法仍未知，仍有待进一步研究。

通过 RP 发病机制的研究提示体液免疫和细胞免疫

在复发性多软骨炎病理过程中起重要作用，软骨缺损部位有大量的 $CD4^+$ 和 $CD8^+T$ 细胞浸润。表明细胞免疫参与了复发性多软骨炎组织损伤的过程。

结核、梅毒、斑疹伤寒、放线菌病、水痘、白喉、风疹的感染性疾病病程中可伴发局限性软骨炎，以喉、甲状软骨多见。过度劳累、创伤、感染、变态反应也可诱发软骨炎症。

部分患者对Ⅸ、Ⅺ型胶原、基质蛋白酶-1、软骨低聚基质蛋白存在免疫反应。

这些研究为探索RP的治疗提供了重要线索。

【特别关注】

（1）系统损害的处理及护理。
（2）心理护理。
（3）健康宣教。

【知识拓展】

气管内支架植入术

RP晚期患者以吸气性呼吸困难为主要表现，死亡的主要原因是气管、支气管狭窄导致窒息。外科手术效果不理想，人们尝试在气管、支气管内植入支架。起初植入的支架为硬质支架，如金属管和硅胶支架，仅能植入到气管内。当植入气管支架后，有的学者发现患者的气管狭窄解除了，但两侧的左右主支气管出现继发性的塌陷狭窄。有人提出不能在气管内植入支架。

后来人们了解植入气管支架后左右主支气管塌陷狭窄的原因是RP疾病自身会引起气管软骨的损害，而且主要发生在气管、主支气管等部位。在未植入支架治疗前，由于气管狭窄，导致气管远端以下气道内压力升高，尽管此时左右主支气管的软骨已经破坏,但由于较高的气道压,其不会出现塌陷,但是一旦气管的狭窄解除,气道内压骤降,结果左右主支气管塌陷,引起管腔狭窄。

针对这一原因,人们研究出了镍钛记忆合金支架。镍钛记忆合金支架是镍钛记忆合金丝编织而成的网状支架,此材料具有强度高、耐腐蚀、组织相容性好、无毒性等特点,且有形状记忆效应,能在 0~10℃时变软,可被任意塑形,在 30~35℃时复形。在局麻下,用纤维支气管镜就可将支架植入到狭窄的气管支气管内,在临床上取得很好疗效。

(马 玲 陈 红)

第五章 痛风患者的护理

【概述】

痛风（Gout）是嘌呤代谢紊乱（或）尿酸排泄减少所引起的一种晶体性关节炎，临床表现为高尿酸血症和尿酸盐结晶沉积所致的特征性急性关节炎、痛风石形成、痛风石性慢性关节炎，并可发生尿酸盐肾病、尿酸性尿路结石等，严重者可出现关节致残、肾功能不全等。好发人群为 40～50 的男性，男女之比约为 20：1。

【病因】

痛风的直接原因是高尿酸血症。痛风的大多数临床表现均系尿酸盐结晶沉积所致。

【病理】

嘌呤主要以嘌呤核苷酸的形式存在，它在能量供应、新陈代谢的调节及组成辅酶等方面起着十分重要的作用。嘌呤（包括腺嘌呤 C、鸟嘌呤 G）是构成核苷酸的物质基础，核酸（即 DNA、RNA）为生命的最基本、最重要的物质之一，核酸则是由许多核苷酸聚合而成的生物大分子化合物。它们之间的关系：嘌呤是核酸氧化分解的产物，而尿酸是嘌呤代谢的产物（2, 6, 8- 三氧嘌呤）。

因此并非是嘌呤、尿酸导致的痛风，准确地说是核酸氧化分解出嘌呤，氧化成（2, 6, 8- 三氧嘌呤），即尿酸等物质的代谢紊乱才是痛风的病理实质。

【诊断要点】

1. 临床表现 临床上可分为无症状高尿酸血症（asymptomatic hyperuricemia）、急性痛风性关节炎、痛风石及慢性关节炎（tophi & chronic gouty arthritis）、肾脏病变。

（1）无症状高尿酸血症：仅表现为高尿酸血症，绝大多数病人终生不发作关节炎，只有5%～12%高尿酸血症患者出现关节炎表现，才能诊断为痛风。

（2）急性痛风性关节炎：起病急骤，好发于下肢关节，关节及周围软组织出现明显红肿热痛，局部不能忍受被单覆盖或周围震动。常以第一跖趾关节为首发关节，也可累及足背、踝、膝、指、腕、肘关节，肩、髋、脊椎等关节受累少见。痛风发作可持续数天至数周而自行缓解进入所谓的间歇期，多数病人于1年内复发。只有极少数初次发作后无间歇期直接延续发展为痛风石及慢性关节炎。

（3）痛风石及慢性关节炎：痛风石最常见于耳轮，亦多见于蹬趾的第一跖趾关节、指、腕、肘及膝关节等处，少数病人可出现在鼻软骨、舌、声带、眼睑、主动脉、心瓣膜和心肌。在关节附近的骨骼中侵入骨质，形成骨骼畸形，或使骨质遭受损毁。这种痛风结节也可在关节附近的滑囊膜、腱鞘与软骨内发现。痛风石大小不一，小的如芝麻，大的如鸡蛋。与此同时，关节炎由于得不到有效治疗而反复发作进入慢性期，终至不能完全消失引起骨质侵蚀缺损及周围组织纤维化，关节出现僵硬畸形、运动受限。

（4）肾脏病变：尿酸钠盐肾病变、尿酸结石、急性尿酸性肾病。

2. 辅助检查 ①血清尿酸测定；②尿液尿酸测定；

③滑液检查；④X线检查；⑤痛风石特殊检查；⑥X线双能骨密度检查。

【诊断标准】

中老年男性肥胖者，突然反复发作的第一跖趾关节、踝等单关节红肿剧痛，间歇期无症状，伴有高尿酸血症，或秋水仙碱治疗有特效者均可作为诊断痛风的参考，但最正确的诊断方法为急性发作时关节抽液中查到被嗜中性粒细胞吞噬的针状尿酸盐结晶。10%～15%的患者肾结石症状发生在关节炎之前。国内发现10%～25%病人有阳性家族史。下面为美国风湿病协会痛风的诊断标准（1977）。

（1）关节液内有特异的尿酸盐结晶。

（2）用化学方法或旋光显微镜证实有尿酸盐结晶的痛风石。

（3）具有下列临床，实验室和X线现象等12条中的6条者：

Ⅰ.1次以上急性关节炎发作；

Ⅱ.炎症表现在1天内达到高峰；

Ⅲ.单关节炎；

Ⅳ.关节发红；

Ⅴ.第1跖趾关节肿痛；

Ⅵ.累及第1跖趾关节的单侧发作；

Ⅶ.单侧跗骨关节受累；

Ⅷ.可疑痛风石；

Ⅸ.高尿酸血症；

Ⅹ.X线关节内不对称性肿胀；

Ⅺ.X线示骨皮质下囊变不伴骨糜烂；

Ⅻ.关节炎发作期关节液微生物培养阴性。

具备上述（3）中任何1条者即可确诊。由于本病表现多样化，又是症状不够典型，尚须作如下鉴别诊断。

1）类风湿关节炎。

2）丹毒与疏松结缔组织炎。

3）创伤性关节炎与化脓性关节炎。

4）银屑病关节炎。

5）骨肿瘤。

6）假性痛风性关节炎。

7）其他关节炎。

【治疗】

本病目前尚无根治方法。治疗原则：①尽快终止急性关节炎发作；②防止关节炎复发；③纠正高尿酸血症，防治尿酸盐沉积于肾脏、关节等所引起的并发症；④防止尿酸肾结石形成。

【主要护理问题】

1. 舒适度改变 与关节疼痛有关。

2. 自理能力下降 与疼痛关节活动受限有关。

3. 知识缺乏 缺乏疾病治疗和自我护理知识。

【护理目标】

（1）疼痛减轻。

（2）生活自理。

（3）了解疾病的发展过程及诱因，掌握低嘌呤饮食原则。

【护理措施】

（一）一般护理

1. 心理护理

（1）积极消除应激状态，如紧张、过度疲劳、焦虑、强烈的精神创伤时易诱发痛风。

（2）对患者进行针对性的心理指导，帮助患者采取积极正确的态度，积极配合治疗。

（3）消除各种心理压力，保持生活规律，避免精神创伤，过度劳累，避免因应激状态加重病情。

2. 饮食护理

（1）给予正常平衡膳食，维持理想体重和正常血尿酸水平。

（2）蛋白质每日摄入不宜超过 1g/kg。

（3）避免高嘌呤食品，有限量地选用含少量嘌呤及中量嘌呤的食物。

（4）限制脂肪摄入量。

（5）鼓励选食碱性食品。

（6）鼓励多饮水。

（7）限制饮酒、吸烟，避免摄入刺激性食物及兴奋饮料，可适量饮用红酒。

（8）注意合理的食品烹调方法。

3. 环境与休息

（1）居住环境保持室内干燥，阳光充足。夏天勿贪凉吹空调，避免受凉潮湿。

（2）适当运动可预防痛风发作。鼓励病人日常坚持合理的运动疗法。运动量一般以中等运动量为宜，少量出汗为宜。每日早晚各 30 min，每周 3～5 次。适宜的运动种类有散步、打网球、健身运动等耗氧量大的有氧运动。剧烈运动可诱使急性痛风发作，应尽量避免。

（3）急性发作期病人宜卧床休息，抬高患肢，保持功能位，避免受累关节负重，待疼痛缓解后 72h，可逐渐恢复下床活动。

（4）控制体重。应努力维持理想体重，避免体重增加。减轻体重不可操之过急,因脂肪过快分解可引起血酮体与酸浓度增高抑制尿酸排泄,诱发急性发作,以每月减轻1kg为原则。

(5)指导病人自我检测。是否有局部不适感、头痛、失眠、性格改变或消化道等发作前驱症状,平时用手接触耳朵及手足关节的软骨处是否产生痛风石。如有不适,及时就医。

(6)定期复查尿酸。若尿酸浓度超过7.0mg/dl,24h尿尿酸排泄量大于6.54mmol/L时,应接受高尿酸血症的治疗及护理。

(二)专科护理

1. 急性期的护理(表5-1)

表5-1 痛风急性期的护理

关节肿痛护理	遵医嘱予止痛药
	急性发作期病人宜卧床休息,抬高患肢,保持功能位
	避免受累关节负重,待疼痛缓解72h后逐渐恢复下床活动,并应用拐杖支持,以保护关节
	关节红肿、疼痛明显者,可予六合丹等局部外敷
	痛风急性发作期,局部不宜冷敷或热疗
饮食护理	坚持"四低一高"的饮食原则,即低嘌呤、低蛋白、低脂肪、低热量饮食,多饮水,坚持低嘌呤饮食
	严格限制含嘌呤高的食物,每日嘌呤摄入量应控制在100~150mg之内,可选用含微量嘌呤食物
	注意食品合理的烹调方法,可减少食品中嘌呤含量,如将肉食先煮,弃汤后再行烹调
	以牛奶,鸡蛋为膳食中主要的优质蛋白质来源[0.8~1.0g/(kg·d)]
	以精白面、米为热量的主要来源,少食蔗糖
	限制脂肪摄入量(<50g/d),宜选植物油,少选食动物油

续表

	增加碱性食品摄取,如蔬菜、马铃薯、甘薯、奶类、柑橘等,碱化尿液,促进尿酸的排出
	鼓励多饮水稀释尿液,每日液体摄入总量需达 2500～3000 ml,使排尿量每日达 2000 ml 以上,夜间也应补充水分,以防尿液浓缩
	有高血压、肥胖、高脂血症者限制钠盐的摄入
	合并糖尿病患者少食糖
	限制饮酒、吸烟,避免摄入刺激性食物及兴奋饮料
	饮食控制不可过度,以免导致营养失衡加重痛风
	急性期避免减肥,以免尿酸增加,使病情加重
病情观察	观察受累关节红肿、热痛的变化
	注意有无发热、头痛等伴随症状
	注意观察有无肾脏损害表现
药物指导	在医生指导下服用降尿酸药物及消炎止痛药
	观察药物疗效及副反应
	讲解药物的副作用和服药注意事项等

2. 缓解期的护理(表 5-2)

表 5-2 痛风患者缓解期的护理

积极的心态	减慢行为节奏,消除各种心理压力,保持豁达开朗的心境和稳定的情绪
	培养广泛的兴趣爱好,指导家属为他们创造良好的生活氛围
	建立战胜疾病的信心
合理的饮食	坚持"四低一高"的饮食原则
	坚持低嘌呤饮食,每日嘌呤不超过 100～150mg/kg 体重
	禁用强烈调味品及刺激神经兴奋的食物,如烟、酒、浓茶、咖啡、辣椒等;少喝火锅汤、肉汤,少吃鸡精,限量食用豆制品
	坚持低蛋白饮食,每日蛋白质不超过 80～100mg/kg 体重

续表

	坚持低脂肪饮食，应控制在每日50g左右
	坚持低热量饮食，控制体重，总热量不超过标准体重每千克的20%～30%
	要做到三餐定时定量，不暴饮暴食，饮食清淡适口，避免一次性摄入大量含果糖食物；多饮水，每日至少2000ml，多次饮下防止短时间大量饮用
	应选用pH值为7的矿泉水或者普通白开水，大量饮水使每日尿量达2000ml以上以增加尿酸的溶解，促进尿酸从尿中排出
药物指导	遵医嘱用药，了解药物副作用，不可随意加减药量或停药
	平时应避免使用影响尿酸排泄的药物，如青霉素、四环素等
	应避免应用促进尿酸增高的药物，如氢氯噻嗪、呋塞米等
	定期复查血常规、肝功能、肾功能
适度活动	患者疼痛剧烈时，卧床休息，抬高患肢，关节制动，防寒保暖
	受压肿胀严重的部位用红花酒精按摩，按摩后用热毛巾敷3～5min，抬高患肢15°，减少压迫，促进血液循环
	缓解期运动量一般以中等运动量、少量出汗为宜
	锻炼应循序渐进，每日早晚各30min，每周3～5次，以散步、打网球等有氧运动为好
	尽量避免剧烈运动
出院指导	遵医嘱用药，不可自行加减药量或停药
	门诊随访，定期复查血常规、肝功能、肾功能
	避免受凉潮湿，室内保持干燥，阳光充足
	夏天勿贪凉吹空调，劳动时出汗勿受风寒，及时更换内衣
	劳动或运动后不可趁身热汗出便入水洗浴
	垫褥、盖被勤洗勤晒
	平日加强体育锻炼，积极防治感冒等
	控制体重，合理饮食，坚持戒酒
	穿鞋应舒适，女性患者尤其不宜穿高跟鞋
	调适情绪，劳作有度

(三)并发症的处理及护理

痛风并发症的临床表现及护理见表 5-3。

表 5-3　痛风并发症的临床表现及护理

常见并发症	临床表现	护理
糖尿病	血糖亘升高	监测血糖,对症处理
高血压/高血脂	痛风患者大多是较为肥胖体型,体内蓄积过多的脂肪容易使动脉硬化而引起高血压;且由于痛风患者日常饮食上偏向摄取高脂、高热量食物,因此体内的中性脂肪含量都相当高,胆固醇值通常也都超过正常标准,是高脂血症的好发族群之一	注意日常饮食,进食低脂低热量、低胆固醇饮食,控制饮食,不要暴饮暴食,体重不宜过胖,肥胖者应适当减肥
缺血性心脏病	输送氧气及营养给心脏肌肉的冠状动脉硬化或阻塞,以致血液的流通受到阻碍,因而引起胸痛及心肌梗死	防止病人过度兴奋,使其保持稳定的情绪,出现异常情况,给予针对性的处理
肾结石	腰部和腹部的绞痛和血尿	多饮水
脑血管障碍	头痛、头昏眼花、手脚发麻或麻痹等,严重的话,病人有失去意识之虞	关注患者主诉,病患就诊时除了血管摄影外,还需做脑部的 CT、MRI 检查

【前沿进展】

近年来对痛风的研究已获得重大进展,但仍有很多有待解决的问题,高尿酸伴代谢综合征不容忽视,有研究表明高尿酸是心力衰竭(心衰)患者死亡的独立危险因素，高尿酸对脂代谢、糖代谢、胰岛素抵抗究竟存在怎样的影响关系有待进一步研究。

【知识拓展】

痛风与 X 综合征

众所周知，痛风常伴有肥胖、高血压、高血脂和糖耐量异常，近几年又引入了 X 综合征的概念。为此，有必要对痛风与 X 综合征的关系加以探讨。

X 综合征是一组代谢异常症候群，首先由 Reaven 于 1988 年提出。他将发生于同一个体并在心血管疾病发病中可能起重要作用的一组相关改变称为 X 综合征（X Syndrome）。X 综合征包括胰岛素抵抗、高胰岛素血症、糖耐量受损、高血糖、高三酰甘油血症、高前 β 脂蛋白（VLDL）和高血压等异常。其中胰岛素抵抗所导致的高胰岛素血症最为重要。胰岛素抵抗使胰岛素促进细胞摄取葡萄糖作用减弱，糖耐量减低并导致高胰岛素血症，后者又可刺激生长激素作用增强，导致血管壁细胞增生、心肌肥厚和动脉壁斑块形成，引起血中 VLDL、胆固醇和三酰甘油增高以及 HDL 降低。因此，X 综合征又称为胰岛素抵抗综合征（insulin resistance syndrome）。胰岛素抵抗是多种疾病的共同发病基础，如非胰岛素依赖型糖尿病、肥胖、高血压、高血脂、冠心病和脑血管意外等。后来，一些作者又对 X 综合征的组成进行了补充，如肥胖、血栓形成和多囊卵巢等，但至今关于 X 综合征的构成仍无统一说法，现就 X 综合征的几个主要构成部分与痛风的关系介绍如下。

1. 痛风与肥胖 最近的研究表明，人在青年时期体重增加得越多，其将来发生痛风的危险性就越大。这表明体重增加是痛风发生的危险因素，但确切机制尚不清楚，可能与体内内分泌功能紊乱有关。

2. 痛风与高血压、冠心病 有关痛风与心血管疾病的关系研究已有100多年的历史。大量文献报道，痛风病人常伴发高血压和冠心病，但高血压与痛风的因果关系尚不清楚。

3. 痛风与高三酰甘油、低 HDL 许多研究表明，高尿酸血症易患动脉粥样硬化，且高尿酸血症可加重动脉粥样硬化，但二者的因果关系尚未明确。痛风患者中高三酰甘油血症常见且常伴有低 HDL（高密度脂蛋白），X综合征组或中高三酰甘油与低 HDL 的组合最具有相关性痛风和高脂血症都有一定的遗传性，因此它们之间可能存在某些遗传性或获得性的共同缺陷——胰岛素抵抗及由此引起的高胰岛素血症。

4. 痛风与高胰岛素血症 高胰岛素血症是由于胰岛素抵抗（Insulin resistance）引起的一种综合征，而胰岛素抵抗是指胰岛素作用的靶器官、组织，主要指肝脏、肌肉和脂肪组织对胰岛素的反应性降低或丧失，从而产生一系列病理和临床表现。在中早期，机体为克服胰岛素抵抗，往往代偿性地分泌过多的胰岛素，导致高胰岛素血症，虽然对 X 综合征的组成众说纷纭，但一般认为，高胰岛素血症是 X 综合征的中心环节，其共同原发缺陷是胰岛素抵抗及代偿性高胰岛素血症，由此产生一系列有害后果。

5. 痛风与糖尿病 国外报道糖尿病合并高尿酸血症者达5%。国内报道，痛风伴糖尿病者3%～5%，并认为与高尿酸血症无直接关系，而与肥胖有关。这些病人多为非胰岛素依赖性糖尿病。

总之，痛风和 X 综合征中的诸多因素关系密切，但其确切机制尚不十分清楚。因此，进一步研究 X 综合征诸因素与痛风之间的关系对于痛风的防治具有重要的临床意义。Schimidt 等从 15 800 普通人群中调查高脂血症、高尿酸血症、糖尿病、高血压和肥胖以及空腹胰岛素之间的关系,发现这些因素间有明显的相关关系,其相关程度依次为高三酰甘油与低 HDL、高三酰甘油与糖尿病、高尿酸血症与高血压、高血压与低 HDL、糖尿病与高尿酸血症。虽然高尿酸血症与 X 综合征之间相互组合的生物学基础尚未阐明,但目前倾向于将高尿酸血症划归 X 综合征,成为 X 综合征的一员。高尿酸血症常伴发 X 综合征的原因可能是游离脂肪酸代谢诱导 X 综合征转变的副产物,或由于高胰岛素血症降低了尿酸的排泄。

日常饮食嘌呤含量见表 5-4。

表 5-4 食物中嘌呤含量表(mg/100g)

食物名称	嘌呤	食物名称	嘌呤
面粉	2.3	小米	6.1
大米	18.1	大豆	27.0
核桃	8.4	栗子	16.4
花生	33.4	洋葱	1.4
南瓜	2.8	黄瓜	3.3
番茄	4.2	青葱	4.7
白菜	5.0	菠菜	23.0
土豆	5.6	胡萝卜	8.0
芹菜	10.3	青菜叶	14.5
菜花	20.0	杏子	0.1
葡萄	0.5	梨	0.9
苹果	0.9	橙	1.9
果酱	1.9	牛奶	1.4
鸡蛋	0.4	牛肉	40.0
羊肉	27.0	母鸡	25～31
鹅	33.0	猪肉	48.0
小牛肉	48	肺	70.0

续表

食物名称	嘌呤	食物名称	嘌呤
肾	80.0	肝	95.0
鳜鱼肉	24.0	枪鱼	45.0
沙丁鱼	295	蜂蜜	3.2
胰	825.0	凤尾鱼	363

（1）嘌呤含量少或不含嘌呤的食品：精白米、玉米、精白面包、馒头、面条、通心粉、苏打饼干、卷心菜、胡萝卜、黄瓜、茄子、甘蓝、莴苣、南瓜、西红柿、萝卜、山芋、土豆、泡菜、咸菜、龙眼、卷心菜、各种蛋类、牛奶、炼乳、酸奶、麦乳精、各种水果及干果类、糖果，各种饮料包括汽水、茶、巧克力、咖啡、可可等，各种油脂、花生酱、花生、杏仁、核桃、果酱等。

（2）每100克中嘌呤含量＜75mg的食品：芦笋、菜花、四季豆、青豆、豌豆、菜豆、菠菜、蘑菇、麦片、鲱鱼、鲥鱼、鲑鱼、金枪鱼、白鱼、龙虾、蟹、牡蛎、鸡、火腿、羊肉、牛肉汤、麦麸、面包等。

（3）每100克中嘌呤含量75～150mg的食品：扁豆、鲤鱼、鲈鱼、梭鱼、鲭鱼、贝壳类水产、熏火腿、猪肉、牛肉、牛舌、小牛肉、鸡汤、鸭、鹅、鸽子、鹌鹑、野鸡、兔肉、羊肉、鹿肉、肉汤、肝、火鸡、鳗鱼、鳝鱼。

（4）每100g中嘌呤含量150～1000mg的食品：胰脏（825mg）、凤尾鱼（363mg）、沙丁鱼（295mg）、牛肝（233mg）、牛肾（200mg）、脑（195mg）、肉汁（160～400mg）。

（徐 利 叶亚丽）

第六章　自身免疫性肝病患者的护理

【概述】

自身免疫性肝病是一组在体内免疫功能异常的基础上发生的炎症性肝胆疾病。自身免疫性肝病包括自身免疫性肝炎（autoimmune hepatitis，AIH），原发性胆汁性肝硬化（primary biliary cirrhosis，PBC），原发性硬化性胆管炎（primary sclerosing cholangitis，PSC）三种，前一种以肝细胞受损为主，后两种以胆管细胞受损为主。

自身免疫性肝炎是一种以肝脏慢性坏死性炎症为特点的疾病，该病多见于中青年女性。

原发性胆汁性肝硬化是一种慢性肝内胆汁淤积性疾病，该病好发于50岁以上女性，是由于肝内小叶间胆管肉芽肿炎症导致小胆管破坏、胆汁淤积，最终出现肝纤维化、肝硬化甚至肝衰竭。

原发性硬化性胆管炎是肝内和肝外胆管慢性进行性弥漫性炎症、纤维化以及胆管狭窄或闭塞而引起的慢性胆汁淤滞综合征，该病多见于中青年男性。

过去认为自身免疫性肝病比较少见，近年来由于大家对该病的逐渐认识，临床经验的不断积累和检验技术的进步，发现我国人群中这类疾病的患者逐年增多。

【病因】

确切病因尚不明确，目前认为主要与以下因素有关：①自身免疫功能异常；②遗传因素；③病毒感染；④药物因素等。

第六章 自身免疫性肝病患者的护理

【病理】

自身免疫性肝炎的主要病理表现为界面性肝炎和门管区浆细胞浸润,但是无肝内胆小管的损伤征象。在较严重的病例可发现桥接坏死、肝细胞玫瑰花节样改变、结节状再生等组织学改变。若肝细胞持续坏死,肝脏出现进行性纤维化,最终可发展为肝硬化。

原发性胆汁性肝硬化的基本病理改变为肝内胆管的非化脓性、肉芽肿性胆管炎。本病是一种慢性进行性疾病,从早期的非化脓性胆管炎到发展至肝硬化,该病的病理改变分为四期,即Ⅰ期为胆管炎期,Ⅱ期为胆管增生期,Ⅲ期为瘢痕期,Ⅳ期为肝硬化期。

原发性硬化性胆管炎的基本病理改变为导管周围炎症导致纤维化,使受累胆管明显增厚、僵硬,管腔狭窄,触之犹如绳索状。肝内外大小胆管均可受累,胆管可呈弥漫性损害,也常呈节段性损伤。

【诊断要点】

1. 自身免疫性肝炎(AIH)

(1)临床表现

1)多数隐匿起病,症状类似于慢性肝炎,如疲乏无力、恶心、食欲缺乏、腹胀、体重减轻、低热及肝区疼痛等。晚期可出现肝硬化和门脉高压症。

2)与病毒性肝炎不同是常有关节疼痛,肌痛,皮疹,血液学改变,胸部病变,肾脏病变,内分泌失调等多系统受累;常伴有结缔组织疾病(如干燥综合征、类风湿关节炎等)。

(2)辅助检查

1)实验室检查显示肝功能异常(主要表现为丙氨酸

转氨酶和天门冬氨酸转氨酶升高明显),血清球蛋白尤其是 IgG 和 γ-球蛋白升高明显,抗核抗体(ANA)、抗平滑肌抗体(SMA)、抗肝肾微粒体 1 型抗体(LKM-1)及抗可溶性肝抗原抗体(SLA/LP)等自身抗体阳性。

2)腹部超声。

3)病毒学检查。

4)肝穿刺活检。

(3)诊断标准见表 6-1。

表 6-1 2008 年国际自身免疫性肝炎工作组的 AIH 简化评分诊断标准

变量	标准	分值	备注
ANA 或 SMA	≥1:40	1 分	
ANA 或 SMA	≥1:80	2 分	多项同时出现时最多 2 分
或 LKM-1	≥1:40		
或 SLA/LP	阳性		
IgG	>参考范围上限	1 分	
	>1.1 倍参考范围上限	2 分	
肝组织学	符合 AIH	1 分	符合"AIH"指存在淋巴细胞浸润的慢性肝炎表现,但缺乏典型"AIH"的三项特征。典型"AIH"的三项特征:界面性肝炎、汇管区和小叶内淋巴细胞、浆细胞浸润;肝细胞穿入现象:炎症活动时可观察到某一肝细胞活跃地渗透到另一个大的肝细胞中;肝细胞玫瑰花样结改变
	典型 AIH 表现	2 分	

续表

变量	标准	分值	备注
排除病毒性肝炎	是	2分	
			≥6分：AIH可能
			≥7分：确诊AIH

2. 原发性胆汁性肝硬化（PBC）

（1）临床表现

1）症状前期：隐匿起病，约25%患者常规检查时被诊断[无症状，而仅有碱性磷酸酶升高，伴或不伴转氨酶升高，抗线粒体抗体（AMA）常阳性]。部分患者仅有抗线粒体抗体阳性，而肝功能正常。

2）症状期：持续疲劳是最常见的症状，皮肤瘙痒，黄疸，肝、脾大等

3）疾病后期：包括门脉高压所致的并发症，如静脉曲张出血、腹腔积液和肝性脑病，类似于其他原因导致的肝硬化。

4）此外还可见一些特殊并发症：骨营养不良，脂溶性维生素缺乏，高胆固醇血症和高脂血症，部分患者出现脂肪泻，偶可发生黄色瘤。

（2）辅助检查

1）实验室检查显示胆汁淤积性肝功能异常（主要表现为血清碱性磷酸酶及γ谷氨酰转肽酶升高明显），自身抗体为AMA阳性，其中M2亚型对PBC的诊断更具特异性。

2）腹部超声。

3）胆道造影。

4）肝穿刺活检。

（3）诊断标准

1）胆汁淤积性肝功能改变。

2）AMA 阳性。

3）肝组织病理学改变符合 PBC 的改变。

以上3条同时具备可确诊 PBC，只具备任意2条则为"可能性"诊断。诊断时需排除其他肝病，如血清 AMA 阴性，需行胆管成像排除原发性硬化性胆管炎。

3. 原发性硬化性胆管炎（PSC）

（1）临床表现

1）起病缓慢，表现为进行性黄疸，可有起伏，伴瘙痒。常感间歇性上腹钝痛、纳差、消化不良、乏力、消瘦，可有发冷发热、腹泻、脓血便等炎性肠病表现。可见黄疸，肝大有压痛。

2）后期有门脉高压体征症状。

（2）辅助检查

1）实验室检查显示肝功能异常（主要表现为血清碱性磷酸酶及γ谷氨酰转肽酶升高明显），无特异性自身抗体。

2）腹部超声。

3）胆道造影。

4）磁共振胆管成像（MRCP）

5）内镜下逆行胰胆管造影（ERCP）。

（3）诊断标准

PSC 的诊断主要依赖独特的胆管影像学改变（如：串珠样改变等）。

【治疗】

1. 一般治疗

（1）适当限制体力活动，正常作息，注意休息。

（2）戒烟，忌酒，吃低脂、高蛋白和含维生素丰富的膳食。

（3）避免使用对肝脏有损害的药物。

2. 药物治疗

（1）糖皮质激素。

（2）免疫抑制剂。

（3）熊去氧胆酸。

3. 手术治疗　肝移植。

【主要护理问题】

1. 用药依从性差　对该病无正确认识有关。

2. 焦虑/恐惧　与患者对该病的恐惧、担心预后有关。

3. 营养失调　与食欲减退、消化吸收不良、慢性疾病的消耗增加等有关。

4. 舒适的改变　与皮肤瘙痒，乏力，疼痛等有关。

5. 潜在并发症　出血、感染、骨质疏松等。

【护理目标】

（1）按时随访，正规治疗。

（2）患者焦虑、恐惧程度减轻，配合治疗及护理。

（3）患者营养状况得到改善或维持。

（4）患者主诉不适感减轻或消失。

（5）疾病本身或用药后并发症，或并发症发生后能得到及时治疗与处理。

【护理措施】

（一）一般护理

1. 心理护理

（1）积极与患者及患者家属沟通，加强患者教育，使其对疾病有正确的认识，了解整个诊疗过程所需的时间和费用，以利于提高患者依从性。

（2）护理中护士态度和蔼，建立良好的护患关系，取得患者很强的信任感。

（3）鼓励患者表达自身感受，认真倾听患者的情感宣泄。

（4）教会患者自我放松的方法。

（5）针对个体情况进行针对性心理护理。

（6）鼓励患者家属和朋友给予患者关心和支持，让患者感受自己的价值，树立信心，积极地配合治疗。

2. 饮食护理

（1）戒烟、戒酒。

（2）给予低脂、高蛋白、高碳水化合物、高维生素、易消化的食物。

（3）腹胀明显的患者鼓励少量多餐进食。

（4）有腹腔积液者要限制钠水的摄入，进水量控制在 1000ml/d 左右。

（5）当肝功能衰竭或肝性脑病先兆时，限制蛋白质的摄入量。

（6）肝硬化伴食管静脉曲张的患者应防止粗糙多纤维的食物，以免损伤食管静脉，引起大出血。

（7）合并消化道出血的患者应禁食、禁饮，待出血停止后进食流质或半流质食物。

3. 环境与休息

（1）居住环境应安静、阳光充足、通风良好。

（2）生活应有规律、避免劳累，多晒太阳，注意保暖。穿衣时要注意保暖，随季节变化调整穿着，避免受凉感冒等。

（二）专科护理

1. 常见症状的护理（表 6-2）

表 6-2 自身免疫性肝病常见症状的护理

皮肤瘙痒的护理	皮肤瘙痒在原发性胆汁性肝硬化和原发性硬化性胆管炎中较常见，皮肤瘙痒严重时可有皮肤抓伤、抓痕，甚至影响睡眠
	评估患者皮肤瘙痒的范围和程度
	教育患者勤剪指甲，勿用力搔抓，以免皮肤破损引起皮肤感染
	穿纯棉质地内衣
	可用温开水或炉甘石洗剂擦洗皮肤，避免用较烫的水冲洗皮肤
	教会患者用手摩擦和叩拍皮肤，减轻病人的不适感
	可服用熊去氧胆酸减轻淤胆，从而减轻瘙痒症状
	可口服阴离子交换树脂考来烯胺散减轻瘙痒
腹胀的护理	腹胀与肝病引起的消化腺分泌异常有关，表现为食欲差、腹部胀痛
	评估患者腹胀的程度及可能的诱因
	注意观察患者的每日出入量
	鼓励患者少食多餐
	减少产气食物摄入，如豆类、牛奶等
	保持大便通畅，适当进食香蕉、酸奶等
	教会病人自行腹部按摩，适当活动，有利于促进胃肠蠕动
	注意患者大便性状的观察
	注意观察患者的神志状况、生命体征及电解质情况，尽早发现肝性脑病和消化道出血的先兆

2. 用药护理

（1）应告知患者坚持正规用药的重要性，在用药过程中不能擅自换药或停药。

(2)讲解用药方法及注意事项,提高患者依从性。

(3)观察药物疗效及不良反应。自身免疫性肝病常用药物不良反应及护理措施见表 6-3。

表 6-3　自身免疫性肝病常用药物不良反应及护理措施

分类	药名	不良反应	护理措施
糖皮质激素	泼尼松 甲泼尼龙	诱发加重骨质疏松、感染、消化性溃疡、血压升高、血糖升高、电解质紊乱等出现容貌和体型改变	低糖、低盐、低脂、高维生素、高钙、优质蛋白饮食,多吃水果、绿叶蔬菜、果汁,尽早使用活性维生素D衍生物,补钙,忌浓茶、咖啡等刺激性饮料
			监测血压、血糖、尿糖变化
			注意个人清洁卫生
			强调按医嘱服药的必要性
免疫抑制剂	硫唑嘌呤	骨髓抑制,偶有肝毒性、早期流感样症状(如发热、胃肠道症状、肝功能异常)	预防感染 育龄女性服药期间应避孕
	青霉胺	皮疹、口腔炎、味觉障碍、蛋白尿、骨髓抑制,偶致严重自身免疫病	定期复查血尿常规、肝肾功能等
	环孢素A	肾脏损害,胃肠道反应,血压增高,肝脏损害,皮疹,并发感染等	

续表

分类	药名	不良反应	护理措施
	他克莫司	高血压、震颤、头痛、失眠、知觉异常、视觉异常、肾功能异常、腹泻、便秘、恶心、血糖升高、高尿酸血症、白细胞升高、贫血、过敏、并发感染等	
	吗替麦考酚酯	腹泻、白细胞减少、呕吐、并发感染等	定期检测血药浓度
	甲氨蝶呤（MTX）	胃肠道症状、口腔炎、皮疹、脱发偶有骨髓抑制、肝脏毒性、肺间质变（罕见但严重,可能危及生命）	教会患者自我监测,出现异常及时就诊调整用药
	来氟米特	胃肠道不适、腹泻 皮疹、脱发、瘙痒 体重下降 神经系统症状 白细胞下降 可逆转型转氨酶升高	
	羟氯喹	胃肠不适 皮疹 视网膜毒性 心律失常 其他：肌无力、粒细胞下降和再生障碍性贫血	
利胆药	熊去氧胆酸	便秘、过敏、瘙痒、头痛、头晕、胃痛、胰腺炎和心动过速等,胆道完全阻塞及严重肝功能减退者忌用	注意询问患者患者用药过程中有无不适,注意询问患者有无胆道的完全阻塞及严重肝功能损害的病史。

（三）健康宣教（表6-4）

表6-4　自身免疫性肝病患者的出院宣教

饮食	合理饮食，给予低脂、高蛋白、高碳水化合物、高维生素、易消化的食物，鼓励少量多餐；忌辛辣、刺激性及质硬的食物；戒烟、禁酒
避免诱因	避免感染、过劳等诱发因素，正常作息，保持情绪乐观开朗、保证良好的睡眠
药物	遵医嘱坚持正确服药，了解用药的必要性及药物副作用，提高依从性
自我监测	学会自我病情监测，病情加重时，及时就医，以避免重要脏器受损，减少并发症的发生
复查	门诊随访，定期复查

（四）并发症的处理及护理

并发症的处理及护理见表6-5。

表6-5　并发症的处理及护理

常见并发症	临床表现	处理
消化道出血	呕血，便血，头昏乏力等	注意观察生命体征 注意观察呕血或便血量 积极处理消化道出血，必要时给予输血 积极寻找诱因，解除诱因
肝性脑病	患者神智异常，出现神经精神系统症状	密切观察及评估患者的神智情况 积极寻找诱因，解除诱因 积极治疗肝病

【特别关注】

（1）自身免疫性肝病的饮食护理。

（2）自身免疫性肝病的心理护理。

（3）并发症的早期观察及处理。

【前沿进展】

1. 自身免疫性肝病的治疗进展 随着大家对自身免疫性肝病的逐渐识，目前自身免疫性肝病的患者逐年增加，自身免疫性肝病的治疗也有了很大的进展。自身免疫性肝炎的治疗以免疫抑制剂为主，主要药物为糖皮质激素和硫唑嘌呤，其他可用于自身免疫性肝炎治疗的免疫抑制剂还包括吗替麦考酚酯、环孢素A、FK506等，对于个别难治性患者也可尝试使用生物制剂（如TNF-α拮抗剂等）。熊去氧胆酸是治疗原发性胆汁性肝硬化的一线药物，该药具有促进肝内胆汁从肝细胞分泌到胆小管，从而降低细胞内疏水胆酸的水平，起到保护细胞膜的作用。同时，其还具有免疫调节和抗凋亡作用。熊去氧胆酸也是治疗原发性硬化性胆管炎的主要药物。秋水仙碱有抗炎、抗纤维化的作用，但研究并未发现它与熊去氧胆酸联用对延缓病情进展优于单用熊去氧胆酸。目前的研究表明免疫抑制剂对于原发性胆汁性肝硬化和原发性硬化性胆管炎尚没有确切疗效，因此不主张使用，但是当合并自身免疫性肝炎时需要在熊去氧胆酸的基础上加用免疫抑制剂。自身免疫性肝病的晚期患者可以选择肝移植治疗，但肝移植后仍有部分患者可能复发。

2. 自身免疫性肝病的护理新进展 自身免疫性肝病是一种慢性疾病，患者由于长期患病大多都有紧张焦虑的情绪，患者的健康教育及心理疏导逐步得到大家的重视。重视慢病管理及患者教育对于该病控制非常重要。该病的护理新进展也体现在加强与患者的沟通及患者的心理辅导等方面。

3. 自身免疫性肝病的随访 随着自身免疫性肝病的诊断率不断提高，该病的病例数不断上升，需要随访的人数越来越多，有关自身免疫性肝病的随访的重要性和存在的问题也日益显现出来。护士对患者的宣教非常重要，要让患者认识该病，并且坚持正规的随访治疗。同时护士直接参与患者的随访工作也是当代护理工作的重要内容之一，可以通过电话随访、门诊随访及网络随访等各种途径的随访指导患者日常生活及后续治疗中需要关注的问题，同时搜集患者各个生存期内的相关资料，为进一步提高自身免疫性肝病患者生存质量提供客观依据。

【知识拓展】

自身抗体与自身免疫性肝病

自身免疫性肝病的发病机制目前尚未明确，但是该病在肝脏出现病理性炎症损伤的同时，血中伴有特征性与肝脏相关的循环自身抗体。因此，检测自身抗体已成为自身免疫性肝病诊断和鉴别诊断以及研究致病机制的重要手段。

自身免疫性肝炎根据血清中自身抗体的种类分为3种亚型：Ⅰ型以抗核抗体（ANA）、抗平滑肌抗体（SMA）阳性为主要特征；Ⅱ型以抗肝肾微粒抗体Ⅰ型抗体（LKM-1）、抗肝细胞溶质抗原Ⅰ型抗体（LC-1）阳性为主；Ⅲ型的特征是血清中出现抗可溶性肝抗原抗体（SLA）、抗肝胰抗体（LP）。

原发性胆汁性肝硬化诊断指导中认为抗线粒体抗体（AMA）阳性是本病重要的免疫学诊断指标，线粒体上有许多抗原成分，原发性胆汁性肝硬化患者的线粒体主要识别 M2 亚型。抗 Sp100 抗体、gP210 抗体、抗 P62 抗体和抗 EPO 抗体被认为对 AMA 阴性的原发性胆汁性肝硬化患者的诊断具有重要意义。抗 gP210 抗体阳性的原发性胆汁性肝硬化患者预后相对较差。

原发性硬化性胆管炎的患者中约有 85% 会出现抗中性粒细胞胞质抗体阳性,主要是 p-ANCA 阳性。

自身免疫性肝病的发病与免疫机制异常密切相关,随着对自身抗体谱的深入研究,目前认为自身抗体谱的检测对临床诊断及诊断,尤其对早期诊断,疾病分期,疾病活动状况及预后判断等具有重要的应用价值。

(岑筱敏)

第七章 成人斯蒂尔病患者的护理

【概述】

成人斯蒂尔病（adult-onset Still's disease，AOSD）是以持续至少一周的弛张高热、皮疹、关节炎或关节痛为主要临床表现，伴外周血白细胞增高、肝脾及淋巴结肿大等多系统受累的一种临床综合征。根据其临床症状及发病机制的相似，目前认为该病可能是幼年特发性关节炎（juvenile idiopathic arthritis，JIA）全身型在成人起病的一种表现形式。

【病因】

成人斯蒂尔病好发于青壮年，女性患者较男性患者略多，其病因和发病机制尚不明确。由于其临床表现非常类似急性感染的表现，有研究者认为前驱感染可能是起病的诱因，随后在携带某些易感基因的人体内引起机体固有免疫及适应性免疫出现异常活化，最后出现促炎介质大量释放，导致一系列的临床症状。目前的研究认为该病可能处于介于自身炎症疾病和自身免疫疾病之间，同时具有二者的特征。

【病程】

成人斯蒂尔病的自然病程可分为三种类型：①单相病程型：病情多在数月内自限；②多相病程型：病情呈反复发作-缓解型；③慢性型：病情持续活动，常伴有多关节炎。最新的研究将其归为两种类型：系统型（包括单相病程与反复发作）与慢性关节型，并认为这两种类型在发病机制上具有一定差异，故有效的治疗方式有所区别。

【诊断要点】

1. 临床表现

（1）发热：是本病最突出的症状，几乎见于所有患者。特征性的表现为持续性弛张高热，体温可高达 39～40℃，一日内有 1～2 次高峰，无需特殊处理可自行降至正常，也可表现为不规则热或稽留热等其他热型。部分患者可出现畏寒、寒战，需与细菌感染性发热鉴别。患者在发热间期可无明显不适，一般情况多较良好。患者的各种病原菌培养均呈阴性，且抗生素、抗病毒药治疗无效，但通常对非甾体抗炎药、糖皮质激素反应较好。成人斯蒂尔病是不明原因发热（fever of unknown origin，FUO）的一种重要病因。

（2）皮疹：是本病的另一主要表现，约见于 85% 以上患者。典型表现为呈橘红色斑疹或斑丘疹，主要分布于颈部、躯干和四肢近端，因颜色类似三文鱼，又称"三文鱼征"。但皮疹形态多变，也可呈荨麻疹、结节性红斑、紫癜等。皮疹一般为一过性，多于高热时出现，热退后消失，不遗留瘢痕。另外，衣服、被褥皱折、搓抓等机械刺激或热水浴刺激可使相应部位表现正常的皮肤呈弥漫红斑并可伴有轻度瘙痒，即同形反应，又称 Koebner 现象，约见于 1/3 的患者。

（3）关节及肌肉症状：大多数患者都有关节疼痛乃至关节炎，最初一般较轻，伴随发热出现，热退后可缓解，随病程延长或反复发作部分患者也可出现慢性、侵蚀性的对称性多关节炎，甚至形成对称性腕关节强直。膝、腕关节最常累及，其次为踝、肩、肘关节、近端指间关节、掌指关节及远端指间关节亦可受累。肌肉疼痛常见,约占80%以上,多数在发热时出现,部分患者出现肌无力及肌酶轻度增高。

(4)咽痛:约70%的患者在疾病早期有咽痛,有时存在于整个病程中,发热时咽痛出现或加重,退热后缓解。可有咽部充血,咽后壁淋巴滤泡增生及扁桃体肿大,咽拭子培养阴性,抗生素治疗无效。

(5)其他临床表现:可出现淋巴结肿大、肝脾大、腹痛(少数似急腹症)、胸膜炎、心包积液、心肌炎、肺炎,也可出现神经系统病变、肾脏损害,但较少见。少数患者可出现急性肝功能衰竭、呼吸功能衰竭、充血性心力衰竭、弥散性血管内凝血和嗜血细胞综合征。

2. 辅助检查

(1)常规项目:血常规,急性时相反应指标(血沉及C反应蛋白),生化,病原学,免疫学(自身抗体、补体、免疫球蛋白等),血清铁蛋白等。

(2)其他检查:滑液和浆膜液检查、放射学检查、骨髓检查、病理检查。

3. 诊断标准 本病无特异性诊断方法,国内外曾制订了许多分类标准,但至今仍未有公认的统一标准。最近的几项验证性研究认为应用1992年由日本成人斯蒂尔病研究委员会提出的Yamaguchi标准诊断成人斯蒂尔病准确性最好,其敏感性在78.57~96.2%,特异性在87.14%~92.1%。此外其他应用较多分类标准还包括美国Cush标准以及2002年的Fautrel标准等。

(1)Yamaguchi分类标准

主要标准:发热≥ 39℃并持续1周以上;关节痛(炎)持续2周以上;典型皮疹;白血细胞$\geq 10\times 10^9$/L且其中80%以上是多形核白细胞。

次要标准：咽痛；淋巴结和（或）脾肿大；肝功能异常；类风湿因子和抗核抗体阴性。

排除标准：感染性疾病、恶性肿瘤、其他风湿病。符合 5 项或更多标准（至少含 2 项主要标准），可考虑诊断成人斯蒂尔病。

（2）Cush 标准

必备条件：发热 $\geqslant 39℃$；关节痛或关节炎；类风湿因子 $< 1 : 80$；抗核抗体 $< 1 : 100$。

另需具备下列任何 2 项：血白细胞 $\geqslant 15 \times 10^9/L$；皮疹；胸膜炎或心包炎；肝大或脾大或淋巴结肿大。

（3）Fautrel 标准

主要标准：高热 $\geqslant 39℃$；关节痛；一过性皮肤红斑；咽炎；多形核白细胞 $\geqslant 80\%$；糖基化铁蛋白 $\leqslant 20\%$。

次要标准：皮肤斑丘疹；血白细胞 $\geqslant 10 \times 10^9/L$。

满足 4 项或更多主要标准，或 3 项主要标准 +2 项次要标准时考虑诊断。

【治疗】

1. 一般治疗 卧床休息，发热时注意补充水分，给予易消化并富有蛋白质、糖和维生素的饮食。

2. 药物治疗 非甾体抗炎药（non-steroid anti-inflammatory drugs，NSAIDs）、糖皮质激素、改善病情抗风湿药物（disease modifying anti-rheumatic drugs，DMARDs）、生物制剂等。

3. 手术治疗 如有关节侵蚀破坏并严重畸形，影响功能者，应参照类风湿关节炎的手术治疗。

【主要护理问题】

1. 体温升高 由疾病本身或感染引起。

2. 皮肤、黏膜完整性受损 由疾病本身引起的皮疹有关。

3. 疼痛 与关节肌肉及咽部疼痛等有关。

4. 营养不良 与发热食欲减退、消化吸收不良、疾病消耗增加有关。

5. 自我形象紊乱 与长期使用激素有关。

6. 焦虑/恐惧 与长期发热、疾病诊断困难、治疗效果欠佳有关。

7. 知识缺乏 缺乏疾病检查、药物治疗、自我护理等方面的知识。

8. 潜在并发症 肝脏损害、出血、感染、脾破裂及呼吸衰竭等。

【护理目标】

（1）患者焦虑/恐惧程度减轻或消除，配合治疗及护理。

（2）护士及时发现体温变化，患者体温恢复正常。

（3）患者学会保护皮肤完整和保持清洁的方法。

（4）患者营养状况得到改善或维持。

（5）护士及时发现药物副反应，及时发现并发症。

（6）患者主诉不适感减轻或消失。

（7）患者获得疾病相关知识，生活中能够自我护理、及时发现病情变化并及时就诊。

【护理措施】

1. 一般护理

（1）心理护理

1）评估患者的心理状况，了解患者存在的心理问题，及时准确把握患者的心理状态。

2）消除患者的不良心理因素，保持愉快的心情，树

第七章 成人斯蒂尔病患者的护理

立战胜疾病的信心。

3）向患者及其家属做疾病相关知识的宣教，并对患者的病情变化、治疗过程及效果主动做出恰当的解释和预告，及时告知有关治疗计划改变的信息，获得患者的信任，使患者解除后顾之忧、主动配合治疗护理，达到早日康复的目的。

4）鼓励患者表达自身感受，教会患者自我放松的方法。

5）对不同患者采取针对性的心理护理措施。如因反复发热诊断困难产生焦虑情绪的患者应耐心与其沟通，根据患者的年龄、文化层次、个人需求等采取因人而异的疾病相关知识教育，告知该疾病诊断的困难性、各项检查的必要性，鼓励患者配合完成各项检查以帮助明确诊断，教会患者如何观察病情变化、简单自我对症护理，给予其安全感和信任感。治疗中的患者易因治疗效果欠佳、担心药物副作用而出现不良情绪，重点在于相关知识的宣教，多与患者沟通以疏导不良心理状态，鼓励患者积极配合医护人员调整治疗方案，促进疾病恢复。出院前应进一步完善健康教育，以便患者出院后能够对自身病情的变化、对治疗方案进行管理，对其可能存在停药、放弃随诊等情况进行详细宣教，鼓励患者坚持治疗，按时门诊随诊，密切监测病情变化。

（2）饮食护理

1）评估患者现在饮食状况。

2）高热期间遵医嘱给予高热量、高维生素、易于消化的食物，少量多餐，保持大便通畅。

3）进食差者遵医嘱给予静脉补充营养。

4）使用糖皮质激素期间给予低盐、高蛋白、富含钾钙的食物，避免刺激生食物，禁忌饮暴食。

5）遵医嘱补充钙剂、维生素 D 和保护胃黏膜药物。

2. 专科护理

（1）常见症状的护理见表 7-1。

表 7-1 成人斯蒂尔病常见症状的护理

发热护理	密切观察体温变化及退热时的伴随症状，并注意生命体征的变化
	发热时可出现皮疹、关节症状加重，应及时给予冰袋物理降温等，物理降温不采用酒精擦浴，因为酒精擦浴效果不佳且酒精可使毛细血管扩张，导致皮肤充血损伤，并发感染
	发热时如遵医嘱使用退热剂，应嘱患者多饮水以免导致出汗过多而引起虚脱，并密切观察患者生命体征、神志、尿量等，及早发现有无脱水倾向，以便通知医师尽快静脉补液
	加强口腔护理，指导患者三餐后漱口，注意营养及水分的补充，嘱患者多饮水，保证体内足够的水分，有利药物及有毒物质的排泄，同时，多饮水还可避免大量出汗导致水、电解质代谢紊乱
	加强基础护理，退热大量出汗时，及时更换衣服床单，避免着凉
皮疹护理	保持患者的皮肤清洁、干爽、完整，给患者及时修剪指甲，以防抓破皮肤引起感染
	指导患者采取遮阳措施，避免阳光直射皮肤
	面部皮疹的患者告知其面部应忌用热水擦洗，并禁用碱性肥皂、酒精及化妆品等刺激性的物质，以免加重面部皮疹，损伤面部皮肤
	搔抓、摩擦等机械刺激可使皮疹加重或明显，指导患者避免对皮疹的刺激，避免 Koebner 现象的发生
	全身皮疹患者慎用热水浴，以免热刺激外周及深部温热感受器，并使之兴奋，导致局部体表血管扩张，造成相应部位皮肤弥漫红斑加重或出现瘙痒感
	对受损皮疹予复方炉甘石剂外涂，暴露受损部位并口服抗过敏药物以减轻瘙痒
	勤换内衣，穿柔软棉质衣物防止因搔抓致皮肤破溃

	续表
疼痛护理	关节肌肉疼痛明显时，嘱其卧床休息，分散注意力 指导并协助患者保持关节的正确姿势和功能位、避免受压 注意限制受累关节活动，疼痛缓解时指导患者适当地进行活动，保证关节功能正常，但应避免强体力活动 关节疼痛伴肌肉疼痛时采用非药物性止痛措施，给予40℃温水热敷，配合肌肉按摩或红外线理疗，因为温和的热刺激能起到明显缓解疼痛的作用 物理降温时受累的大、小关节应使用棉垫或穿厚衣裤保暖，避免寒冷刺激加重关节疼痛，对行动不便的患者给予生活上的照顾 咽痛时嘱其多次水，选用刺激性小的中药制剂，如余甘子含片，2片/次，5～6次/天，缓解局部症状 病室保持空气清新，定时通风换气，定时空气消毒，减少陪探，防止交叉感染

（2）用药的护理见附录。

3. 健康宣教

（1）因 Still 病被认识的时间相对较晚，许多患者缺乏对疾病的认识，同时也对疾病自我管理知识缺乏了解。针对患者的不同情况，用通俗易懂的语言，向患者讲解本病的临床特点、治疗及转归、自我护理的方法，使之更好地配合治疗。

（2）向患者及家属详细介绍所用药物的名称、剂量、给药时间和方法，并教会其观察药物疗效和不良反应，强调定期门诊复查的重要性。嘱其定期门诊随访，观察血象、血沉、肝肾功能、铁蛋白的变化。

（3）多数患者使用激素治疗效果显著，但如用药不规则和不坚持服药，则复发率高。预防复发的关键在于使患者正确认识遵医嘱用药的重要性，坚持服药。向患者介绍有关本病知识，告知患者激素在治疗中所处的不可替代的重要作用。一定要按时按量遵医嘱坚持服药，不能自行停药及减量。同时还告诉患者服激素后可能出现的不良反应及相应的处理措施。年轻女性患者易对激素引起的面容改变、体重增加的副作用产生顾虑，应告知患者使用药物的重要性，以及药物逐渐减停后相关副作用可以恢复，并进行一定的心理疏导。

（4）指导患者进食营养丰富的食物，并加强锻炼以提高患者的免疫力，同时由于患者可能需服用激素、非甾体抗炎药、免疫抑制剂等药物，均可能对消化系统产生不良影响，故需进食清淡、低盐、低脂、高蛋白、易于消化的食物。

（5）教育患者避免一切加重本病的因素，如妊娠、分娩、手术。嘱患者平时保持心情舒畅，生活规律，适当运动，增强机体抵抗力，并注意保暖，加强个人卫生，预防各种感染。

4. 并发症的处理及护理 见表 7-2。

表 7-2 成人斯蒂尔病并发症的处理及护理

常见并发症	临床表现	处理
肝损害	天冬氨酸氨基转移酶（AST）、丙氨酸转氨酶（ALT）、胆红素升高 肝脾肿大、黄疸、肝细胞坏死，消化道出血等，严重者可出现肝性脑病	密切观察患者的意识状态以及巩膜颜色，皮肤黏膜有无出血点，尿量及大便的颜色、性状的变化，定期复查肝肾功能，正确及时遵医嘱使用保肝药物
肺损害	可能引起肺间质病变、胸腔积液等，表现为咳嗽、咳痰，甚至呼吸困难、血氧饱和度下降	氧疗、心电监护，注意观察患者意识的变化，定时为其翻身、拍背，指导患者进行深呼吸，进行有效的咳嗽排痰，排痰困难者给予机械负压吸痰，定时行血气分析

续表

常见并发症	临床表现	处理
心脏损害	心包炎、心肌炎、心内膜炎，也有报道发生心脏压塞，患者可出现心悸、胸闷及气促，严重者血压下降、呼吸困难、危及生命	绝对卧床休息，采取半卧位或坐位，立即安置心电监护 呼吸困难者给吸氧，心前区疼痛者可给予镇静止痛剂

【特别关注】

（1）成人Still病的临床表现。

（2）成人Still病的发热护理、皮疹护理、疼痛护理。

（3）并发症的处理。

【前沿进展】

1.成人斯蒂尔病的诊断 目前尚无公认的诊断标准，是一种排除性诊断，即在诊断前必须排除感染性疾病、恶性肿瘤、结缔组织病和血管炎。但并非所有患者均可十分肯定地排除以上疾病，因此造成确诊具有相当大的难度。诊断性治疗可作为一种尝试，但应嘱患者坚持门诊随访，一旦病情有变则应重复某些必要的检查，判断是否需修正诊断。

2.成人斯蒂尔病的治疗 还主要是经验性的，缺乏循证医学的有力指导。目前已有的临床试验均为小样本、开放、非对照研究或回顾性研究。而且这些研究亦只是发现无论是传统的改善病情药物抑或生物制剂都主要有助于解决关节炎的问题，而不是解决系统炎症反应。目前已提出了急性时相反应理论，对急性时相反应调节通路的认识，可能为未来的治疗提供新的干预手段。

【知识拓展】

斯蒂尔病（Still's disease，SD）本是指幼年特发性关节炎的全身型，临床上以发热、一过性皮疹及关节炎为主要特征。若成人发生类似临床表现，则称为成人斯蒂尔（adult-onset Still's disease，AOSD）。历史上对此疾病曾经有不同的描述，如 Wissler-Fanconi 综合征、变应性亚败血症等。斯蒂尔病其名字来源于英国医生 Geoge Still，他在 1897 年一篇专著上描述了 22 名儿童出现的全身型幼年特发性关节炎的症状和体征。1 年以后《柳叶刀》杂志（Lancet）上报道了首例成年患者出现相同的临床症状。1971 年 Bywaters 等系统报道了 14 例成人 Still 病的临床特征与儿童 Still 病相同，1973 年才正式命名为成人 Still 病。以后这一名称逐渐被接受，直到 1987 年国际上统一采用成人 Still 病的名称。国内曾长期使用变应性亚败血症这一名称，目前多数风湿病学专科医生及多数教科书沿用 AOSD 这一诊断名称。

患者病情、病程呈多样性，部分患者预后良好，在第一次发病 1 年以内可以得到缓解而且不会再发。少数患者可能在数年的完全缓解后再发，但是再发的症状轻于初发。约 1/3 患者呈慢性持续活动的类型，少数发展至严重关节受累导致关节畸形或演变为成人型类风湿关节炎。成人 Still 病患者的生存周期取决于脏器受累的严重程度，如出现弥散性血管内凝血、嗜血细胞综合征、急性肝功能衰竭、急性呼吸窘迫综合征、广泛心肌炎、多器官功能衰竭和淀粉样变性等，易造成患者死亡。部分轻症患者对非甾体抗炎药反应较好，单药即可控制症状且不再复发。多数患者对糖皮质激素的治疗反应都很好，发热、关节肿痛、皮疹都能得到迅速缓解，但其中有部分患者为激素依赖型,在激素减量过程中易出现反复复发,这些患者通常需加用免疫抑制剂,目前最常用的是甲氨蝶呤。此外还有少部分患者激素及免疫抑制剂治疗效果均欠佳,则考虑选用生物制剂。

成人 Still 病诊断困难,每一位患者均需要长期随诊,在每一次病情反复时均需要仔细复查,以便及早识别合并、甚至向其他疾病转化的可能性,尤其是特殊感染及肿瘤。

（罗　妍　邓　蓉）

第八章 风湿性多肌痛患者的护理

【概述】

风湿性多肌痛（polymyalgia rheumatica，PMR）是老年人最常见的风湿性疾病之一，表现为颈、肩胛带及骨盆带肌肉疼痛、晨僵及活动受限。本病一般为良性过程。

【病因】

具体病因尚不清楚，而年龄、环境和遗传等因素在发病机制中的作用目前亦未明确。

【诊断要点】

1. 临床表现

（1）通常发病年龄70岁以上，50岁以下患者罕见，女性患者较男性多2～3倍。

（2）可急性起病也可隐匿起病，可伴有流感样症状。

（3）有不规则发热，多为中低度热，少见高热。

（4）几乎所有患者均有肩痛，颈痛和骨盆带肌肉疼痛比例分别为70%和50%。

（5）通常伴晨僵，晨僵持续时间通常超过1h，导致日常活动受限。

（6）步态受影响，但通常检测肌力正常，肌肉无明显压痛及红肿。

（7）关节周围可有压痛。

2. 辅助检查

（1）PMR最显著改变是血沉和C反应蛋白明显升

高，血沉通常可高于 50mm/h，经治疗后均可恢复正常；

（2）约一半患者可出现正细胞、正色素性贫血；

（3）类风湿因子和抗核抗体可高于正常人群；

（4）肌酸激酶、肌电图、肌肉病理活检无特殊异常；

（5）MRI 及超声显示 PMR 主要损害为关节滑囊炎，部分患者也可查见滑膜炎。

（6）确诊前为鉴别诊断，尚需完善的筛查还包括：肿瘤标志物，胸片，腹部 B 超，血尿钙磷，25-OH- 维生素 D，甲状旁腺激素，血尿轻链，受累关节影像学检查，全身骨显像等。

【治疗】

1. 一般治疗 向患者解释本病非恶性疾病，解除顾虑，嘱患者按时服药，适当肌肉锻炼，避免肌肉萎缩。

2. 药物治疗

（1）低剂量糖皮质激素 [＜0.3mg/（kg·day）] 是治疗 PMR 的首选药物，一般使用泼尼松 15mg/d 治疗可控制症状，用药后血沉和 C 反应蛋白可恢复正常。用药 2～4 周后激素可开始减量，减至 3～5mg/d 维持 1～2 年。应注意用药后副作用的监测。

（2）免疫抑制剂：对于难治性、激素依赖性的 PMR 患者，可考虑加用免疫抑制剂，如甲氨蝶呤（MTX）、环磷酰胺（CTX）及硫唑嘌呤（AZA）等。剂量为 MTX：每周 7.5～25mg，CTX：50～100mg/d，或 0.5～1g/m² 体表面积，每月静脉滴注，AZA：50～150mg/d。应注意监测血常规及肝肾功。目前也有部分研究表明，羟氯喹、硫唑嘌呤、甲氨蝶呤及肿瘤坏死因子 -α 拮抗剂对治疗 PMR 无效。这种阴性结果也可能是由于患者群的异质性所致。

（3）非甾体抗炎药（NSAIDs）：少数PMR患者单用NSAIDs可控制病情，如使用NSAIDs 1～2周效果不好需加用激素治疗，而对于激素治疗效果不佳者亦可合用NSAIDs。

3. 物理治疗 物理治疗师的干预是有益的。早期物理治疗序贯以个体化的锻炼计划，有助于在药物治疗基础上维持四肢肌肉力量。同时，一些合并疾病，如骨关节炎也可以同时治疗。

【主要护理问题】

1. 焦虑 与担心恶性疾病及预后有关。
2. 舒适的改变 与疼痛、睡眠障碍及活动障碍有关。
3. 潜在并发症 失用性肌萎缩、现关节破坏等。

【护理目标】

（1）患者焦虑减轻，配合治疗及护理。
（2）患者主诉不适感减轻或消失。
（3）患者按时正规服药。
（4）并发症发生后能得到及时治疗与处理。

【护理措施】

（一）一般护理

1. 患者教育 确立诊断时及时的患者教育十分重要，有助于减轻患者焦虑情绪，增强治疗依从性。教育的内容包括风湿性多肌痛疾病本身，糖皮质激素等相关治疗药物及疾病对患者整体的影响。给患者足够的时间理解相关内容，并告知患者有问题可及时提出。让患者充分理解药物治疗的益处，积极参与治疗决策。鼓励患者参加相关研究及药物试验,有助于更好的监测治疗疾病。

2. 心理护理

(1)本病确诊前需完善排除肿瘤或感染的一系列检查,向患者解释这些检查的必要性,并不是怀疑肿瘤,而是鉴别诊断必须完善的检查,并且可能需要一定时间完善。

(2)鼓励患者表达自身感受,包括对疾病的看法,对预后及用药的担忧等。

(3)确诊后以及需要糖皮质激素治疗可能导致患者沮丧情绪,向患者解释本病多为良性过程,治疗后大多可获得症状迅速缓解,糖皮质激素的治疗作用及不良反应监测方法,减轻患者心理负担。

(4)对个体情况进行针对性心理护理。

(5)鼓励患者家属和朋友给予患者关心和支持。

3. 生活指导

(1)饮食:本病无需特殊饮食禁忌,但因为治疗用药有潜在的胃肠道风险,建议患者以清淡易消化饮食为主。

(2)活动:因为晨僵和疼痛,患者日常生活通常需要协助,避免跌倒。嘱患者在力所能及的范围内适当活动,避免肌肉萎缩。可向物理治疗师征求个体化的锻炼计划。

(二)专科护理

1. 药物依从性监督 患者充分理解服药必要性的基础上,监督患者服药或清点剩余药品数量。

2. 病情观察

(1)观察并记录患者颈部,肩胛部及骨盆肌肉疼痛情况,可使用视觉模拟评分(visual analogue scale,

VAS），分析其与药物剂量变化的相关性。

（2）某些合并疾病，如骨质疏松、骨关节炎也可以出现疼痛，告知患者相关信息，并请患者注意区分不同疾病的症状，有助于判断病情，调整治疗。

（3）服用激素患者注意询问患者有无上腹胀痛等胃肠道不适及下肢水肿情况，嘱患者观察大便颜色，监测血压、尿量、血糖、电解质。

（4）若发现患者血压增高、血糖增高，患者出现上腹胀痛、反酸、下肢水肿等不适，及时告知医生，根据相应情况及时处理。

（三）健康宣教（表8-1）

表8-1 风湿性多肌痛患者的出院宣教

饮食	无特殊禁忌，嘱饮食规律、进食营养丰富、易消化食物，避免刺激性食物
活动	根据体力，适当活动，避免肌肉萎缩
复查	监测血压、血糖，定期门诊随访，检查血沉、C反应蛋白、血常规、肝肾功能等，遵医嘱服药，勿擅自停药或减量

（四）并发症的处理及护理

本病预后较好，少数患者可应长期疼痛制动导致肌肉失用性萎缩，部分患者可出现关节破坏。鼓励患者进行康复训练，从被动肌肉按摩到主动肌肉活动，避免进一步肌萎缩。活动障碍者教会使用助行工具。

【特别关注】

（1）风湿性多肌痛患者用药依从性。

（2）患者的心理护理。

【前沿进展】

目前 PMR 尚有许多未解的问题，比如：①PMR 诊断主要基于临床标准；②尚无特异性的诊断性试验；③无明确定义的治疗目标；④临床病程多变；⑤PMR 复发的定义不明确；⑥治疗方案尚未达成共识。根据定义，PMR 是良性疾病，对低剂量糖皮质激素治疗反应好。若不符合词定义，需考虑多肌痛综合征（polymyalgic syndrome），而非 PMR。多肌痛综合征可能是其他疾病模拟 PMR 的表现。多肌痛综合征的诊断要点包括：年龄 >50 岁，双侧肩带肌和（或）骨盆带肌疼痛，晨僵 >45min，急性时相反应物（血沉和或 C 反应蛋白）升高。可能出现多肌痛综合征的疾病包括急性感染、肿瘤、巨细胞动脉炎、肌病、内分泌及神经系统疾患等。2012 年有报道抗铁蛋白抗体（anti-ferritin antibodies）可作为 PMR 的标记性抗体，有待更大规模研究进一步证实。对难治性 PMR 患者也有使用白介素 -6 拮抗剂治疗的报道。

【知识拓展】

风湿性多肌痛与巨细胞动脉炎

风湿性多肌痛与巨细胞动脉炎（giant cell arteritis, GCA）均为炎性疾病，常出现于同一患者。约 20% 的 PMR 患者发展为 GCA，相反的，40%～60% 的 GCA 患者出现 PMR 样症状。GCA 是一种病因不明的系统性坏死性血管炎。是以血管内层弹性蛋白为中心的坏死性全层动脉炎，伴肉芽肿性形成，可有巨细胞，一般无纤维素样坏死。血管病变常呈节段性、多灶性或广泛性损害。主要累及主动脉弓起始部的动脉，如椎动脉、颈内动脉、颈外动脉、锁骨下动脉，亦可累及主动脉的远端动脉，如腹主动脉,以及中小动脉(颞动脉、颅内动脉、眼动脉、后睫动脉、中央视网膜动脉等),故属大动脉炎范畴。因典型患者呈头痛,头皮及颞动脉触痛,间歇性下颌运动障碍(颞跛行)。我国较少见。

(杨　闵)

第九章 纤维肌痛综合征患者的护理

【概述】

纤维肌痛综合征（fibromyalgia syndrome，FMS）是一种以全身多处肌肉疼痛及发僵为主，并在特殊部位有压痛点，伴有疲乏无力等症状的非关节性风湿病。据资料报道，其患病率为2%，其中女性为3.4%，男性为0.5%。该病的患病率与年龄存在线性增加的关系，患者的平均年龄为49岁，其中89%为女性。

【病因】

病因不清，目前认为与睡眠障碍、神经内分泌变化、氨基酸浓度改变及心理因素有关。继发于外伤、骨关节炎、类风湿关节炎及多种非风湿病者称为继发性纤维肌痛综合征。如不伴有其他疾患，则为原发性纤维肌痛综合征。

【诊断要点】

1. 临床表现

（1）核心症状：慢性广泛的肌肉疼痛及多个压痛点，性质多为刺痛，病史3个月以上，可累及全身、颈、胸、下背部，肩胛带及骨盆带肌肉疼痛最常见。女性比男性患者压痛点多，具有11个以上压痛点的患者中90%为妇女。软组织损伤、睡眠不足、寒冷及精神压抑均可引起疼痛发作。

（2）典型症状：晨僵、麻木、皮肤压痛及睡眠障碍。

大部分病人晨间起床后感全身关节僵硬。约 90% 的患者有睡眠障碍,变现为失眠、易醒、多梦、精神不振。

(3)其他症状:肠痉挛、记忆力减退、头痛、雷诺现象、头晕、水肿、膀胱刺激和感觉异常等。病人常自诉关节肿胀,但无客观体征。以上表现在天气潮冷、精神紧张和过度劳累时加重。

2. 实验室检查 本病的实验室检查及肌电图均正常。

3. 诊断标准 1990 年美国风湿病学会提出的诊断标准:

(1)持续 3 个月以上的全身性疼痛,包括身体的左右侧、腰的上下部及中轴(颈椎或前胸或胸椎或下背部)同时疼痛。

(2)压痛点:以拇指按压,压力为 4kg,18 个压痛点为(图 9-1):

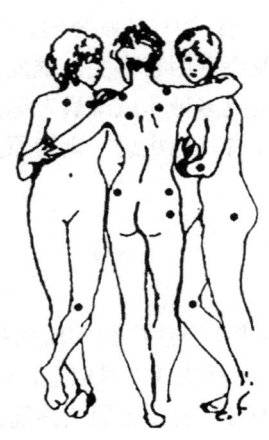

图 9-1 纤维肌痛综合征压痛点

1)枕部:枕骨下方肌肉附着点两侧。
2)颈部下方:第 5~7 颈椎横突间隙前面的两侧。

3）斜方肌：两侧斜方肌上缘的中点。

4）冈上肌：两侧肩胛棘上方近内侧缘的起始部。

5）第二肋骨：两侧第二肋骨与软骨交界处，恰在交界处的外上缘。

6）上髁外侧：两侧肱骨外上髁远端2cm处。

7）臀部：臀部外上象限，臀肌前皱褶处的两侧。

8）大转子：两侧大转子的后方。

9）膝部：两侧膝脂肪垫中央近关节皱褶线。

18个压痛点中至少11个总疼痛。

同时满足上述两个条件者可诊断为纤维肌痛综合征。乏力、晨僵、睡眠障碍等症状有助于本病诊断。

【治疗】

1. 一般治疗 明确纤维肌痛综合征诊断的患者，治疗的第一步是疾病健康教育，要让患者认识到自己疾病确实存在，并且可以得到有效的治疗，不会恶化，也不会残废或致命，纠正患者对疾病的错误认识。

2. 认知行为治疗（CBT） 应用CBT治疗FMS是近年较有成效的方法，有证据表明心理-行为治疗特别是认知行为治疗对本病有效，可改善患者的疼痛、疲劳、情感障碍和机体功能。

3. 药物治疗 美国食品与药品监督管理局（FDA）批准了3种药物（普瑞巴林、度洛西汀、米那普仑）用于FMS的治疗，这3种药物通过影响中枢疼痛感觉的信号传递来减轻症状和改善功能状态。其他药物如三环类抗抑郁药，其中阿米替林应用最为广泛，可明显缓解全身性疼痛，改善睡眠质量，提高患者情绪，但抗胆碱能作用明显，患者常感咽痛、便秘。此外，FMS患者也使用镇痛药，如非甾体类抗炎药和阿片类药物，但无循证医学证据显示其确切疗效。

4. 其他治疗 如中药治疗、电疗法、水疗法、压痛点注射、瑜伽、太极等。

【主要护理问题】

1. 睡眠形态紊乱 与疼痛有关。

2. 疼痛 与本病有关。

3. 焦虑/抑郁 与担心疾病预后有关。

4. 知识缺乏 对本病相关知识及药物知识不了解有关。

【护理目标】

（1）改善睡眠。

（2）患者按时正规服药。

（3）患者焦虑减轻，配合治疗及护理。

（4）患者主诉不适感减轻或消失。

【护理措施】

1. 心理护理

（1）向患者介绍本病的病因、发病机制、治疗计划及预后，减轻患者的担心，了解患者来自自身、家庭和社会的各种压力和苦恼，帮助患者减轻这些已存在的应激因素。

（2）鼓励患者表达自身感受。

（3）患者可能存在多个系统的主诉不适，客观检查无阳性发现，鼓励患者表达并认真倾听，向患者解释为同一疾病表现，服药后均会有缓解。

（4）针对个体情况进行针对性心理护理。

（5）鼓励患者家属和朋友给予患者关心和支持。

（6）鼓励患者参加正常社交娱乐活动，回归社会。

2. 疼痛护理 采用 0～10 分疼痛程度数字评分法进行评估，准确记录疼痛的部位、性质、程度、持续时间及有无伴随症状等。根据患者的疼痛评分可采用非药物镇痛护理及药物治疗与心理护理。

3. 生活指导

（1）饮食：合理营养，无特殊饮食禁忌，饮食规律。进食营养丰富、易消化食物，避免刺激性食物。

（2）活动：适当锻炼能使病情好转，防止肌肉萎缩。

4. 病情观察及护理

（1）观察并记录睡眠，大小便情况。

（2）患者服药后可能出现口干、便秘等副作用，告知患者为正常反应。

（3）药物副作用严重导致患者不能耐受时根据相应情况及时处理。

5. 健康宣教

（1）告知与疾病相关的知识，改变不利健康的行为习惯。

（2）告知病人药物相关药理、毒副作用，合理安排给药时间，防止药物不良反应的发生。

（3）避免诱发疾病，如寒冷、潮湿、过度劳累、感染、外伤、精神刺激等，注意局部保暖，合理用药。

（4）定期门诊随访，遵医嘱服药，勿擅自停药或减量。

【预后】

大多数 FMS 患者存在持续的慢性疼痛和疲劳，多数患者能胜任日常工作，完全不能胜任日常工作的为少数，但本病患者多要经历反复发作的过程。

【特别关注】

（1）患者的心理护理。
（2）睡眠障碍的护理。

【前沿进展】

2010年ACR提出新的诊断FMS的标准，它是老标准的补充。该标准制订的背景：参加研究的医生大多在网上招募，并非全部是FMS方面的专家，水平参差不齐。且该标准尚未经过组外的验证，其能否取代ACR1990分类标准还存在争议。近年关于FMS的治疗进展很快，强调综合治疗，要求药物、健康宣教、认知行为治疗、针灸、水浴疗法、按摩等多学科联合治疗，需要风湿科、精神心理科、康复理疗科及疼痛的多学科协作。目前国内尚无确切的流行病学统计资料，作为慢性疼痛疾病，积极有效的管理显得十分重要。但国内并未引起足够重视，尚无一套完整的慢病管理体系，而国外对于该病的管理以积累了许多经验，如何创建适用于国内医疗单位的FMS慢病管理模式还需进一步探讨。

【知识拓展】

2008年欧洲抗风湿联盟纤维肌痛综合征的建议：

（1）完全了解纤维肌痛需认真评估疼痛、功能和心理情境。纤维肌痛应被认为是一种复杂和异质的状况，有异常疼痛处理过程和其他继发性特征。

（2）最佳治疗需多学科处理，根据患者疼痛强度、功能和相关特征，如抑郁、疲乏和睡眠障碍，联合药物和非药物治疗。

（3）个性化锻炼项目包括有氧锻炼和肌力训练对某

些患者有益。

（4）认知行为治疗可能对某些患者有益处。

（5）热水池（有或无锻炼）对纤维肌痛综合征是有效的。

（6）抗抑郁药阿米替林（amitriptyline）、氟西汀（fluoxetine、百优解）、度洛西汀（duloxetine）、盐酸米那普仑（milnacipran）、吗氯贝胺（moclobemide）和吡扎地尔（pirlindole）可减轻疼痛并常可改善功能，可用于治疗纤维肌痛综合征。

（7）曲马朵推荐用于纤维肌痛的疼痛处理。

（8）托烷司琼（呕必停，tropisetron）、普拉克索（pramipexole）和普瑞巴林（pregabalin）可减轻疼痛，可治疗本病。

（9）根据每个患者的需要，可使用其他治疗如松弛、康复、体疗和心理支持。

（李雪梅　杨　闵）

第十章　IgG4相关性疾病患者的护理

【概述】

IgG4相关性疾病是一组与IgG4密切相关的慢性进行性自身免疫疾病。在过去一个多世纪中，该病以独立脏器受损而分别诊断，如：自身免疫性胰腺炎、Reidel甲状腺炎等，直到2003年本病的概念方被提出，2010年取得国际公认。

IgG4相关性疾病所累及的器官或组织由于慢性炎症所导致的硬化和纤维化呈现弥漫性肿大，同时伴有过敏等症状。本病患病率为0.28/10万～1.08/10万（日本数据），好发于中老年人，男女比例为3：1，但具有受累脏器差异，如在头颈部组织：眼、涎腺、鼻窦，男女受累比例相似。本病常同时发生多个器官和组织改变，少数患者仅有一种器官受累。

既往本病常独立诊断于受累脏器，但随着2010年对其名称的统一得到公认和推行后，临床上本病的诊出率呈现增加趋势。

【病因】

确切病因尚不明确，目前认为主要与以下因素有关：①遗传因素；②分子模拟；③细菌感染，特别是幽门螺杆菌；④自身免疫因素等。

【病理】

IgG4相关性疾病的病理表现具有一定特异性。形态学上，空腔脏器常表现为管腔壁弥漫性增厚，管腔可有狭窄；实体脏器常表现为弥漫性增大。镜下改变主要表现：成熟淋巴浆细胞浸润、席纹状纤维化、闭塞性静脉炎，但并非所有脏器受累均可见这3点特异性的改变，如在腮腺及淋巴结，很难看见典型的席纹状纤维化及闭塞性静脉炎表现；但大多数受累脏器中都可以有病理特异性改变。

【诊断要点】

1. 临床表现

（1）非特异性表现：大多数患者隐匿起病，且经历长时间疾病发展过程。可表现为疲乏无力、关节疼痛、体重下降、头颈部皮疹、过敏等，少有发热。

（2）相关脏器受累改变

本病几乎可以累积所有脏器，主要共同表现为脏器肿大及功能障碍；但由于受累脏器不同，因此临床表现也具有相应脏器特异性。在此列举常见部分受累脏器的临床表现。

1）眼：典型改变是眼部肿胀，眼球突出。巩膜炎、鼻泪管堵塞及神经受压少见；

2）涎腺：涎腺及腮腺肿大常见；不同于干燥综合征的是本病口眼干燥症状不突出，且RF、ANA、SSA、SSB抗体阳性率低；

3）耳鼻喉：可发生鼻窦病变，有报道中耳和颌面部可发生骨破坏，20%以上的患者可有鼻咽部过敏表现；

4)甲状腺:可表现为硬化性甲状腺炎(Riedel 甲状腺炎),纤维化桥本甲状腺炎;

5)淋巴结病:可表现为对称性淋巴结进行性长大,淋巴结直径为 1~3cm,也可达 5cm 以上,无压痛;

6)肺:特征性损害表现为支气管关闭增厚;还可见肺部结节、胸膜增厚及肺间质病变;

7)肾脏:以间质性肾病多见,肾周组织可呈纤维化改变;膜性肾小球肾炎也可见于部分患者;

8)胰腺:既往命名为 1 型自身免疫性胰腺炎;常表现为梗阻性黄疸;影像学表现为弥漫性胰腺增大,胶囊样低密度环,主胰管呈现弥漫性不规律狭窄;

9)慢性主动脉周围炎:包括腹膜后纤维化、主动脉炎和特发性腹膜炎,2/3 的患者表现为腹膜后纤维化。常见临床表现为背痛、侧腹痛、下腹痛及下肢肿胀。影像学常见累及部位为主动脉及第一分支或动脉周结缔组织、输尿管周及腹膜后腔;

10)其他脏器还可表现为硬化性胆管炎、硬脑膜炎、纵隔及肠系膜硬化、周围神经包块等。

2. 辅助检查

(1)实验室检查:常见患者血清 IgG4 明显升高,但由于 IgG4 敏感性和特异性并不高,常用于筛查本病。采用 IgG4/IgG > 10% 或 IgG4/IgG1 > 20%,可提高诊断特异性。检测血清 IgG4 水平有助于评估病情活动度,但非治疗策略制订的唯一决定因素。大部分患者会出现 IgE 升高。

(2)影像学检查:B 超、CT、MRI 及 PET-CT,均有助于评判器官累及程度、鉴别诊断及治疗后疾病活动的监测。

(3)组织活检:受累脏器组织活检是本病诊断的

金标准。2012年国际病理组织对IgG4相关性疾病的诊断的共识指出:①诊断本病主要依据其组织病理学特点:大量成熟淋巴浆细胞浸润、席纹状纤维化、闭塞性静脉炎;②组织内的IgG4$^+$细胞计数及IgG4$^+$/IgG$^+$细胞比例是其次要标准;③由于各脏器IgG4细胞浸润程度不同,因此其细胞计数的阳性界点难以统一,因此不以组织IgG4细胞浸润计数作为主要病理诊断标准。

3. 诊断流程 由于本病临床表现多样化,因此出现以下临床表现时需要怀疑本病存在可能:单侧泪腺/腮腺/颌下腺肿大、眼部肿瘤样病变、自身免疫性肝炎、硬化性胆管炎、前列腺炎、间质性肺炎、间质性肾炎、甲状腺炎/甲状腺功能减退、垂体炎、炎性动脉瘤、硬脑膜炎、纵隔纤维化;当患者出现对称性泪腺/腮腺/颌下腺肿大、自身免疫性胰腺炎、炎性假瘤、腹膜后纤维化及组织病理提示淋巴浆细胞增生或怀疑Castleman病时,需要高度警惕本病。

IgG4相关疾病分类诊断见表10-1。

表10-1 IgG4相关疾病分类诊断

1. 一或多个器官出现弥漫性/局限性肿胀或肿块的临床表现
2. 血清IgG4浓度≥1350mg/L
3. 组织病理学检查:①显著的淋巴组织、浆细胞浸润和纤维化;②IgG4阳性浆细胞浸润:IgG4阳性/IgG4阳性细胞>40%,且IgG4阳性浆细胞>10个/高倍视野
确定诊断:1+2+3;很可能诊断:1+3;可能诊断:1+2

注:特别注意和肿瘤、类似疾病的鉴别诊断,包括干燥综合征、原发性硬化性胆管炎、Castleman病、继发性腹膜后纤维化、多血管炎肉芽肿(韦格纳肉芽肿病)、结节病、Churg-Strauss综合征等;若符合器官特异的IgG4相关疾病分类标准,即使不满足综合分类标准亦可诊断

【治疗】

1. 一般治疗

（1）适当休息，避免受凉感冒。

（2）合理膳食、低脂饮食。

（3）避免使用对受累脏器有损害的药物。

2. 药物治疗

（1）糖皮质激素。

（2）免疫抑制剂。

（3）B细胞去除治疗。

【主要护理问题】

1. 舒适度改变 与关节疼痛、疲乏无力有关。

2. 营养失调 与食欲减退、慢性疾病的消耗增加等有关。

3. 知识缺乏 对该病无正确认识有关。

4. 焦虑/恐惧 与患者对该病的恐惧、担心预后有关。

5. 潜在并发症及药物副作用

【护理目标】

（1）患者主诉不适感减轻或消失。

（2）患者营养状况得到改善或维持。

（3）了解疾病，正规治疗。

（4）患者焦虑/恐惧程度减轻，积极配合治疗及护理。

（5）未发生并发症，或并发症发生后能得到及时治疗与处理。

【护理措施】

（一）一般护理

1. 心理护理

（1）积极与患者及患者家属沟通，让患者及家属了解该病的基本知识，对疾病有正确的认识，了解整个诊疗过程所需的时间和费用，以积极配合治疗。

（2）护理中护士应态度和蔼，建立良好的护患关系，使患者有信任感。

（3）鼓励患者表达自身感受，认真倾听患者的情感宣泄。

（4）教会患者自我放松的方法。

（5）针对个体情况进行针对性心理护理。

（6）鼓励患者家属和朋友给予患者关心和支持，让患者感受自己的价值，树立信心，积极地配合治疗。

2. 饮食护理

（1）制订健康的饮食计划。

（2）建立良好的饮食习惯。

（3）相应脏器受累患者，根据饮食情况调整饮食，保障基本能量摄入。

（4）在服用激素、免疫抑制剂治疗时，根据药物副作用调整饮食，避免消化系统不良反应的发生。

3. 环境与休息

（1）居住环境应安静、阳光充足、通风良好。

（2）规律生活，建立良好的饮食起居习惯，适当锻炼。

（二）专科护理

1. 常见症状的护理

过敏症状在本病常见，可表现为皮疹，常累及呼吸道，严重时可能威胁生命。护理上应做到：评估患者过敏症状累及的范围和程度；教育患者避免接触过敏源，减少过敏的发生；可服用抗过敏药物及炉甘石洗剂擦洗皮肤；鼓励患者多饮水，促进过敏原排出。

肿大脏器的护理：教会患者观察肿大脏器的变化及功能改变；避免触碰浅表肿大脏器，减少创伤发生；避免剧烈运动加剧症状。

2. 用药护理

（1）应告知患者坚持正规用药的重要性，在用药过程中不宜轻易换药、轻易停用。

（2）讲解用药方法及注意事项，提高患者依从性。

（3）观察药物疗效及副作用，主要是糖皮质激素及免疫抑制剂的副作用。

（三）健康宣教

帮助患者保持情绪乐观开朗；规律健康饮食；建立良好的生活习惯；遵医嘱坚持正确服药，了解药物副作用，提高依从性，会自我病情监测，病情加重时，及时就医，以避免重要脏器受损，减少并发症的发生；规律门诊随访，定期复查。

（四）并发症的处理及护理

并发症的处理和护理需根据受累脏器特点给予，尽管大多数患者的疾病过程是一个良性过程，但早期发现和合理管理并发症有助于避免疾病恶化，改善患者生存质量。

【特别关注】

（1）IgG4 相关性疾病的心理护理。

（2）IgG4 相关性疾病的健康宣教。

第十章 IgG4相关性疾病患者的护理

【前沿进展】

1. IgG4 相关性疾病的治疗进展 随着对 IgG4 相关性疾病认识的统一,IgG4 相关性疾病的诊出率逐年增加,IgG4 相关性疾病的治疗也有了很大的进展。IgG4 相关性疾病的治疗以糖皮质激素为主,由于受累器官位置、数目、损伤程度等不同,对治疗方案的制订提出重大挑战。其次是免疫抑制剂,硫唑嘌呤、霉酚酸酯、甲氨蝶呤、环磷酰胺均被证实对本病治疗有效。利妥昔单抗对于激素和免疫抑制剂治疗缓解不充分的患者具有一定效果。

2. IgG4 相关性疾病的护理新进展 IgG4 相关性疾病是一种慢性疾病,患者由于长期患病,且伴有脏器肿大,大多都有紧张焦虑的情绪,患者的健康教育及心理疏导逐步得到大家的重视。该病的护理新进展也体现在加强与患者的沟通及患者的心理辅导等方面。

3. IgG4 相关性疾病的随访 随着 IgG4 相关性疾病的诊出率不断提高,需要长期规律健康管理的人数越来越多,有关 IgG4 相关性疾病的随访的重要性和存在的问题也日益显现出来。护理人员对患者的宣教非常重要,要让患者认识该病,并且坚持正规的随访治疗。同时护理人员直接参与患者的随访工作也是当代护理工作的重要内容之一,可以通过线下、线上等各种途径的进行健康管理,指导患者日常生活及后续治疗中需要关注的问题,同时搜集患者各个生存期内的相关资料,为进一步提高 IgG4 相关性疾病患者生存质量提供客观依据。

【知识拓展】

IgG4 相关性疾病

IgG4 相关性疾病是新近命名的一大类疾病,其发病机制目前尚未明确,但已有研究发现其通过自身免疫、细菌感染及分子模拟等途径触发本病,引起血清 IgG4 及 IgE 升高。由于本病 2010 年统一名称,其相关临床数据基于既往脏器独立诊断,缺乏大宗临床数据对本病的流行病学、分子病理机制、临床表现及治疗进行阐述。因此,对本病的认识和诊治,需要进一步研究来阐明。

(谭淳予)

第十一章 SAPHO 综合征患者的护理

【概述】

SAPHO 综合征是由法国学者 Chamot 在 1987 年首次提出的,用来描述一组包含多种血清阴性骨关节病及与其相关皮肤损害的临床综合征,包括滑膜炎(synovitis)、痤疮(acne)、脓疱疮(pustulosis)、骨肥厚(hyperostosis)和骨炎(osteitis)等。

本病全球报道较少,多为欧、美、日等国家,而我国由于临床医生对本病认识不足,流行病学资料更为缺乏,其发病率目前尚不清楚。

【病因及发病机制】

本病目前病因不明。有学者从骨活检及皮肤组织分离出痤疮丙酸杆菌(propionibacterium acnes),认为感染可能是本病的诱发因素;一些学者建议将其纳入血清阴性脊柱关节病的一部分,认为二者之间有诸多自身免疫性疾病的共同之处;也有学者认为该病是一种与多基因紊乱相关的自发性炎症性骨炎。总体来说,鉴于本病临床上非常少见,尚未进行深入研究,有待进一步发掘病例,详细归纳和总结,以便阐明其病因和机制。

【诊断要点】

1. 临床表现 SAPHO 综合征好发于成人,男女均可发病,多见于女性,成人好发年龄在 40～60 岁,儿童少见,平均发病年龄为 9～14 岁。

SAPHO综合征临床上以骨骼关节病变和皮肤损害为主要表现。皮肤病变与骨病变的发生时间不一定平行，有些患者的皮肤病变早于骨病变或晚于骨病变2～3年，甚至二者相差20年。多数文献报道皮肤病变的发生率约为60%，胸、肋、锁骨受累者约2/3有皮肤病变，但没有皮肤病变也不能排除SAPHO综合征。

本常反复发作和缓解交替出现，病程迁延，多数患者预后较好。

2. 诊断标准 目前SAPHO综合征有2套诊断标准。1994年Kahn等提出的标准包括：①特征性脓疱疮或痤疮无菌性滑膜炎、骨肥厚或骨炎；②无菌性滑膜炎、骨肥厚或骨炎，累及中轴骨或外周骨（特别是前胸壁、椎体、骶髂关节有或无特征性皮肤病变；③无菌性滑膜炎、骨肥厚或骨炎，累及中轴骨或外周骨（特别是儿童多个长骨的干骺端），有或无皮肤病变。符合上述条件之一者，即可诊断。

Benhamou等提出的诊断标准包括：①有骨关节病变的重症痤疮；②有骨关节病变的掌跖脓疱病；③伴或不伴皮肤病的骨肥厚；④慢性复发性多病灶性骨髓炎。排除标准：化脓性骨髓炎、感染性胸壁关节炎、感染性掌跖脓疱病、掌跖皮肤角化病、弥漫性特发性骨肥厚症、维A酸治疗相关的骨关节病。具备4条诊断标准中的1条且满足排除标准，即可诊断SAPHO综合征。

有学者建议在实际临床诊断中，根据有无合并皮肤病变，可将SAPHO综合征分为典型SAPHO综合征（骨关节受累同时伴有皮肤病变）和非典型SAPHO综合征（骨关节受累的同时未合并有皮肤病变）。

SAPHO综合征的影像学表现主要包括溶骨性骨炎、骨质增生、骨硬化。CT及磁共振检查对本病滑膜炎和骨炎的早期诊断优于 X 线片检查，有助于定位病灶及早期发现周围软组织病变。同位素骨扫描对诊断尤为重要，可以早期探测受累骨组织，"飞燕征"或"牛头征"（同位素示踪剂在胸肋锁骨双侧较对称区域放射性浓聚）可提示胸肋锁骨骨代谢活跃，是本病影像学特征性改变。

本病的实验室检查无特殊性。

【治疗】

由于 SAPHO 综合征临床特征各异，缺乏特异性的治疗及评估 SAPHO 综合征多种疗效的随机对照研究，因而目前的治疗多属于对症支持治疗，主要包括药物治疗和手术治疗。

药物治疗：包括非甾体类抗炎药、糖皮质激素、慢作用抗风湿药物、肿瘤坏死因子-α拮抗剂和双磷酸盐，其中非甾体类抗炎药通常作为一线用药。抗生素的应用缺乏足够的研究支持。中药可能有效。皮肤病的治疗方法包括外用皮质激素、抗生素、紫外线、维A酸等。

手术治疗：鉴于其较高的复发率。目前并不推荐行手术治疗，但药物治疗对严重骨病变效果欠佳，当 SAPHO 综合征引发的骨病变改变骨力学时，则需要及时手术。

【主要护理问题】

1. 皮肤完整性受损 与本病所致皮疹特别是脓疱疮有关。

2. 疼痛 与本病所致关节受损有关。

【护理目标】

（1）缓解皮肤慢性炎症，加速痤疮和脓疱疮的愈合,减少瘢痕的形成。

(2)缓解关节疼痛,减轻患者精神,改善患者日常生活质量。

(3)保护患者关节功能,持续巩固关节康复的疗效。

(4)避免不当饮食的刺激,减少皮疹复发。

(5)提供安全用药和随访的指导,提高患者治疗依从性。

【护理措施】

1.痤疮和脓疱疮的护理 全面评估患者额面部、胸、背、臀部皮肤的痤疮分布情况,注意保持皮肤清洁完整,局部可外搽维A酸软膏等药物。内有脓液的脓疱,先用生理盐水冲洗疮面周围皮肤,0.5%聚维酮碘消毒后用无菌注射器刺破疱壁并吸出脓液,外涂0.5%聚维酮碘,待干后涂抹莫匹罗星软膏。对于已收敛的创面,每日用0.5%聚维酮碘消毒后外涂莫匹罗星软膏之后用无菌纱布包裹。

2.关节疼痛的护理 关节疼痛严重时,应患肢制动,适当减少运动、减轻关节负荷。可教会患者自行按摩关节局部,理疗或热敷有助于缓解疼痛。若疼痛程度较剧烈,可适当予以药物减轻症状。

3.关节功能锻炼 正确指导患者加强关节周围肌肉的力量性锻炼,必要时可利用拐杖、步行器等协助活动,促进肌肉的协调运动和肌力的增强,从而减轻关节疼痛症状,并对关节康复的疗效进行积累性巩固。注意脊柱、胸廓,上、下肢大关节及肌肉运动的训练,可教会患者一些简单易行的关节操以便日常坚持进行康复练习。

4.日常的饮食指导 尽量少食肥肉、香肠、奶油蛋糕等高脂肪食品;少食糖果点心、巧克力等高糖类食品;

少食辣椒、胡椒粉、白酒等刺激性食物；可增加富含维生素的各类新鲜蔬菜、瓜果的摄入；适当多吃粗纤维食物、多饮水。

5. 用药及随访指导 指导患者严格遵守给药时间、剂量，并密切观察用药后皮疹、胃肠不适、大小便性状，监测血压、血糖，定期复查血常规、肝肾功，并通过向患者进行疾病相关知识的宣教使患者懂得坚持遵医嘱服药、不能擅自停药或减药的重要性，了解各种治疗方法和预后相关知识，并为患者制定门诊随访和复查的计划，以提高药物治疗的依从性和有效性。

【特别关注】

1. 患者的自我管理 教会患者自我观察疱疹的变化，保持局部皮肤清洁干燥，不能挤压或摩擦疱疹，以免造成疱疹脓液由基底部向周边组织扩散或破溃导致感染范围扩大，增加患者痛苦和治疗难度。剪短指甲以防误伤皮肤，不可自行挤压病变皮肤。尽量保持良好的生活习惯，避免熬夜及过度精神压力。

2. 脓疱疮患者的卫生宣教 应告知患者和家属脓疱疮是一种传染性很强的化脓性皮肤病，患者脱落的皮损可自身接种或传染他人，应保持床铺的清洁卫生，患者尽可能多洗澡，避免与其他人接触和共用洁具，防止交叉感染。嘱家属做好居住环境的消毒，如清洁起居室内环境和经常晾晒被服等。

3. 功能锻炼的长期性 基本原则是循序渐进，坚持长期、规律进行肢体锻炼能最大限度地维持肌肉、关节的正常功能和柔韧性，可促进局部血液循环，防止致痛物质堆积，促进炎症消散，减轻疼痛，并能有效防止因疼痛不适引起的肌肉萎缩和废用。

【前沿进展】

SAPHO综合征与自身免疫性疾病：相关研究证实，SAPHO综合征是血清阴性的脊椎关节病，属于自身免疫性疾病。其主要特点是血清类风湿因子阴性，脊柱病变，骶髂关节炎发生率较高。同样，有研究报道SAPHO综合征患者常合并炎症性肠病等自身免疫性疾病，并且80%的患者扁桃体切除后症状缓解，均提示SAPHO综合征属于自身免疫性疾病。与其他血清阴性的脊椎关节病相类似，4%～30%的患者人类白细胞抗原B27抗体可呈阳。以上均提示本病可能具有较强的自身免疫性疾病背景。

帕米膦、唑来膦酸此类双膦酸盐类药物可以通过抑制白细胞介素1、白细胞介素6、TNF-α的产生治疗SAPHO综合征引发的骨质破坏和炎性反应。其对患者的骨关节病治疗效果较好，在治疗难治性的病例中也得到了一些尝试。

阿达木单抗和英利昔单抗通过阻滞TNF-α的生物学作用可以缓解部分患者的皮肤表现，但是也会加重部分患者的病情。特异性阻滞TNF-α的阿达木单抗，通过结合并阻断其与p55和p75细胞表面TNF受体的相互作用，治疗SAPHO综合征疗效显著。但是临床缺乏这些新型生物学制剂之间的对比研究。

【知识拓展】

SAPHO综合与肿瘤坏死因子-α拮抗剂

对于难治性SAPHO综合征，多主张使用TNF-α拮抗剂作为三线治疗，目前上市的药物类型包括英夫利西单抗、依那西普、阿达木单抗，而且越来越多的个案报道也印证了其疗效。2012年Garcovich等总结了近年16篇个案报道，共有32例患者应用TNF-α拮抗剂（24例用英夫利西单抗、5例用依那西普、3例用阿达木单抗），治疗时间平均10个月（1～42个月），均取得明显疗效。目前认为TNF-α拮抗剂多能迅速缓解症状，Ben Abdelghani等报道的25例SAPHO综合征的患者（22例用英夫利西单抗、2例用依那西普、1例用阿达木单抗），治疗1次缓解率为64%（16/25），治疗2次缓解率为28%（7/25）。但也有TNF-α拮抗剂治疗SAPHO无效的个案报道。大多数患者的骨痛可以缓解，但需要持续治疗。针对骨损害，目前只有少部分病例进行治疗前后的影像学对照比较，有学者认为长期应用能改善骨损害病变。但也有研究显示，即使临床疾病无活动的表现（骨痛完全缓解），并且持续应用TNF-α拮抗剂，骨损害还是会持续存在，甚至出现新发的骨损害。皮肤损害在治疗初期会迅速缓解，并且在多个病例中观察到了持续缓解。需要注意的是，TNF-α拮抗剂治疗后可以出现新发皮疹，皮疹可表现为多形红斑、皮肤血管炎、青苔样皮疹、环形肉芽肿、湿疹样皮疹。意大利学者发现英夫利西单抗治疗SAPHO综合征时，对掌跖脓疱病的改善不如对骨关节的改善好，甚至可加重皮疹。推测可能是因为在应用TNF-α拮抗剂后痤疮丙酸杆菌被激活，使皮肤脓疱病加重。因此，联合应用抗生素治疗可能是合理的解决方案。此外，3种类型的TNF-α拮抗剂在治疗中也存在个体化差异，若一种TNF-α拮抗剂治疗效果不好，换用另一种类型治疗，患者仍有可能获益。对于难治性SAPHO综合征，建议首选TNF-α拮抗剂作为三线治疗药物。

（赵　华）

参 考 文 献

蔡辉,姚茹冰,郭郡浩.2007.新编风湿病学.北京:人民军医出版社

程国杰,安娜,席延荣,等.2010.成人多发性肌炎和皮肌炎的护理.护理进修杂志,25(23):2167-2168

崔阳,张晓.2006.纤维肌痛综合征的研究进展.中华风湿病学杂志.10(2):114-116

邸丽,笪宇威,王敏.2013.多发性肌炎85例患者影响预后的因素分析.中华临床医师杂志(电子版),7(13):5806-5809

顾菲,孙凌云.2007.成人斯蒂尔病研究进展.中华风湿病学杂志,11(7):435-438

胡显锋,李烨.2006.纤维肌痛综合征治疗概述.中国冶金工业医学杂志,23(4):454-456

洪文,汤依群.2014.系统性硬化症研究现状及治疗进展.中国现代药物应用,8(18):232,233

蒋明,DAVID YU,林孝义.2004.中华风湿病学.北京:华夏出版社

蒋明,林孝义,朱立平,2008.风湿病学.北京:华夏出版社

蒋明,张奉春.2004.风湿病诊断与诊断评析.上海:上海科学技术出版社

欧阳少凤.2014.纤维肌痛综合征护理的几点建议.临床护理

苏孙妹.2012.多发性肌炎并发吞咽困难患者的观察与护理.内科,7(3):325,326

李小霞,俞乃昌,刘恕,等.2003.RS3PE综合征与肿瘤相关性的探讨(附八例报告).北京医学,4(25):254-256

李扬,田新平.2008.痛风患者饮食治疗新认识.中华临床免疫和变态反应杂志,2(4):302-306

李阳.2011.纤维肌痛综合征的防治和护理.中外健康文摘,8(24)

李杨,邓丹琪.2011.系统性硬皮病治疗的研究进展.中国皮肤

性病学杂志, 25(5): 393-396

李政, 徐菲, 潘百灵, 等. 2007. 成人Still病的观察与护理. 中国实用护理杂志, 23(10): 10, 11

李茹. 2008. 2008年欧洲抗风湿病联盟纤维肌痛综合征治疗. 中华风湿病学杂志, 12(10): 687

刘毅. 2012. 主编风湿免疫系统疾病, 人民卫生出版社

马丽, 杨岫岩. 2008. 应重视强直性脊柱炎的髋关节病变. 中华风湿病杂志, 12(5): 289, 290

穆清华, 吴叶荣, 穆文芹. 2010. 多发性肌炎患者的护理和健康教育. JBengbuMedCo1, 2(35): 204, 205

蒲晓英, 杨南萍. 2007. 嗜酸性筋膜炎研究进展. 现代临床医学, 33(2): 139, 140

邵晓凤, 苏茵. 2006. 成人Still病病因和发病机制的研究进展. 临床内科杂志, 23(10): 653-655

沈慧. 2005. 复发性多软骨炎的诊治进展. 国外医学 呼吸系统分册, 25(5): 384, 385

沈红健, 赵忠新, 黄流清, 等. 2012. 纤维肌痛综合征的诊治进展. 临床内科杂志, 29(3): 212-215

施星芬, 徐美英, 蒋峰. 2011. 家庭护理对纤维肌痛综合征患者疼痛及心理健康的影响. 护理与康复, 10(3): 262-264

王泉丽, 张改连, 张莉芸. 2014. 嗜酸性筋膜炎与系统性硬化症临床特点比较. 中华临床免疫和变态反应杂志, 8(4): 294-299

王革, 竺红, 宫怡. 2012. 嗜酸性筋膜炎6例分析并文献复习. 宁夏医科大学学报, 34(1)

王天, 张奉春. 2000. 一种特殊类型的关节炎RS3PE. 中华风湿病学杂志, 4(5): 312-315

王慧. 2014. 嗜酸性筋膜炎研究进展. 包头医学院学报, 30(4): 139, 140

王洁晶, 唐晓颇. 2014. 针灸治疗纤维肌痛综合征进展. 风湿病与关节炎, 3(2): 61-64

谢冲, 黎佳思, 管阳太. 2013. 嗜酸性筋膜炎临床研究进展. 中国实用内科杂志, 33(4): 322-324

徐遵芳,杨立新,王春梅,等.2010.多发性肌炎的治疗研究进展.中国误诊学杂志,10(15)

杨岚.2000.现代内科护理手册.北京:北京医科大学出版社

杨忠琴.2007.纤维肌痛综合征患者的护理.护理与康复,6(11): 759-761

杨立强.2006.纤维肌痛综合征.中国全科医学,9(12)

叶任高.2000.内科学.北京:人民卫生出版社

叶小燕,谷欣,张燕青.2015.不同体质量指数的纤维肌痛综合征妇女的关节疼痛、疲劳以及生活质量的分析.解放军医药杂志,27(1): 93-96

尤黎明,吴瑛.2012.内科护理学.北京:人民卫生出版社

尤黎明,吴瑛.内科护理学.人民卫生出版社,2012.7

闫旭,石中琪.2013.银屑病关节炎的治疗进展.医学综合,19(20): 3750-3753

应振华.2011.关于纤维肌痛综合征的几点思考.2011年华东六省一市风湿病学学术年会暨2011年浙江省风湿病学学术年会论文汇编

张缪佳.2007.风湿性疾病诊断流程与治疗策略.北京:科学出版社

张乃峥.1999.临床风湿病学.上海:上海科学技术出版社

张中华,毛小明,王平方.2007.28例成人Still病患者的临床特点及护理.护理学报,14(3): 57-59

张伟英,杨忠琴.2010.认知行为疗法对纤维肌痛综合征患者心理状态的影响.护理与康复,9(11): 982-984

张娜,魏蔚.2011.抗肿瘤坏死因子-α制剂与银屑病关节炎.中华风湿病学杂志,15(8): 569-571

张维,刘传圣.纤维肌痛综合征疼痛机制的研究进展.国际免疫学杂志,32(4)

左罗,杨南萍,陈永涛.2008.RS3PE综合征1例并文献复习.华西医学,123(11): 138,139

赵岩,金丽霞.2011.应规范银屑病关节炎的诊断和治疗.中华风湿病学杂志,15(6): 361-364

邹和建. 2009. 纤维肌痛综合征——无法回避的挑战. 中华风湿病学杂志, 13(7): 433, 434

庄越, 刘毅. 2014. 纤维肌痛综合征慢病管理模式初探. 四川医学, 35(12)

曾清华, 饶慧, 徐湘三. 2014. 嗜酸性筋膜炎一例报道. 中国现代医学杂志, 24(3): 111, 112

朱小霞, 邹和建. 2009. 中国纤维肌痛综合征的研究现状分析. 上海医学. 32(8): 750-752

朱小虎, 廖维靖, 王俊华. 2007. 应用间歇式有氧训练治疗纤维肌痛综合征的研究. 中国康复医学杂志, 22(2): 157-159

中华医学会风湿病学分会. 2011. 纤维肌痛综合征诊断和治疗指南. 中华风湿病学杂志, 15(8)

中华医学会风湿病学分会. 2004. 系统性硬化病诊治指南(草案). 中华风湿病学杂志, 8(6)

中华医学会风湿病学分会. 2003. 强直性脊柱炎诊治指南. 中华风湿病学杂志, 7(10)

中华医学会风湿病学分会. 2004. 多发性肌炎和皮肌炎诊治指南(草案). 中华风湿病学杂志, 8(5): 317-319

Airio A, Kautiainen H, Hakala M. 2006. Prognosis and mortality of polymyositis and dermatomyositis patients. Clin Rheumatol, 25(2): 234-239

Asherson RA, Cervera R. 2000. Catastrophic antiphospholipid syndrome. Curr Opin Hematol, 7(5): 325-329

Bronner IM, van der Meulen MF, de Visser M, et al. 2006. Long term outcome in polymyositis and dermatomyositis. Ann Rheum Dis, 65(11): 1456-1461

Buchcinder R, Forbes A, Hall S, et al. 2001. Incidence of malignant disease in biopsy proven inflammatory myopathy. Ann Intern Med, 134: 1078

Buchcinder R, Hill CL. 2002. Malignancy in patients with inflammatory myopathy. Curr Rheum Rep, 4: 415

Baerlecken NT, Linnemann A, Gross WL, et al. 2012. Association of ferritin autoan-tibodies with giant cell arteritis/polymyalgia rheumatica. Ann Rheum Dis. 71(6): 943-947

Dasgupta B, Cimmino MA, Maradit-Kremers H, et al. 2012. 2012 provisional classification criteria for polymyalgia rheumatica: a European League Against Rheumatism/American College of Rheumatology collaborative initiative. Ann Rheum Dis. 71(4): 484-492

Dasgupta B, Borg FA, Hassan N, et al. 2010. BSR and BHPR guidelines for the management of polymyalgia rheumatica. Rheumatol. (Oxford) 49(1): 186-190

Harden RM, Hart IR. 2002. An international virtual medicalschool (IVIMEDS): the future of medical education. Med Teach, 24(3): 261-267

Harris EN, Pierangeli SS. 2000. "Equivocal" antiphospholipid syndrome. J Autoimmun, 15(2): 81-85

Hermann B, Yu DTY. 1993. HLA-B27 restricted CD+8 T cells derived from the synovial fluids of patients with reactive arthritis and ankylosing spondylitis. Lancet, 342: 646-650

Ignazio Olivieri, Salvatore D'Angelo, Carlo Palazzi, et al. 2014. Advances in the management of psoriatic arthritis. REVIEWS. (10): 531-542

Jung-Tai Liu, Horng-Ming Yeh, Shyun-Yeu Liu, Kow-Tong Chen. 2014. Psoriatic arthritis: Epidemiology, diagnosis, and treatment. World Journal of Orthopedics. 5(4): 537-543

J Zochling, D van der heijde, R Burgos Vargas et al. 2006. ASAS/EULAR recommendations for the management of ankylosing spondylitis. Ann Rheum Dis. 65(4): 442-452

MacLean, CHLouie, RLeake et al. 2000. Quality of care for patients with rheumatoid arthritis. JAMA, 284(8): 984-992

M. De Bandt. 2014. Current diagnosis and treatment of polymyalgia rheumatica. Joint Bone Spine. 81(3): 203-208

Macchioni P, Boiardi L, Catanoso M, et al. 2013. Tocilizumab for polymyalgia rheumat-ica: report of two cases and review of the literature. Semin Arthritis Rheum. 43(1): 113-11

Ozaki K, Spolski R, Feng CG et al. 2002. A criticalrole for IL 21 in regulating immunoglobulin production. Science, 298(5598): 1630-1634

Pierangeli SS, Gharavi AE, Harris EN.2001.Testing for antiphospholipid antibodies: problems and solutions.Clin Obstet Gynecol, 44(1): 48-57

Pipitone N, Salvarani C. 2013. Update on polymyalgia rheumatica. Eur J Intern Med. 24 (7): 583-589.

Tomašević-Todorović Snežana, Pjević Miroslava, Bošković Ksenija. 2010. Fibromyalgia: Up to date aspects of patophysiology, diagnosis and treatment. Medicinski Pregled. 63(7-8): 507-511

U Kiltz, DMFM van der Heijde, H Mielants, et al. 2009. ASAS/ EULAR recommendations for the management of ankylosing spondylitis the patient version. Ann Rheum Dis. 68(9): 1381-1386

U. S Department of Health and Human Services: Healthy People 2010. 2000. With Understanding and Improving Health and Objectives for Improving Health. 2nd ed. Washington, DC: U. S Government Printing Office

Wakata N, Kurihara T, Saito E, et al. 2002. Polymyositis and dermatomyositis associated with malignancy: a 30 year retrospective study. Int J Dermatol, 41(11): 729-734

Wilson WA, Gharavi AE, Koike T, et al. 1999. International consensus statement on preliminary classification criteria for definite antiphospholipid syndrome: report of an international workshop. Arthritis Rheum, 42(7): 1309-1311

Whitlock M, Hollywood J. 2014. Treatment guidelines for polymyalgia rheumatica: the nursing perspective. Rheumatol. (Oxford). 53(suppl 2):i10.

Yunus Durmaz, Gamze Alayli, Sevgi Canbaz, et al. 2013.

Prevalence of juvenile fibromyalgia syndrome in an urban population of Turkish adolescents: impact on depressive symptoms, quality of life and school performance. Chin Med J(Engl). 126(19): 3705-3711

Yunus Durmaz, Gamze Alayli, Sevgi Canbaz, et al. 2013. Prevalence of jurenile fibromyalgia syndrome in an urban population of Turkish adolescents: Impact on depressive symptoms, quality of life and school performance. Chinese Medical Journal. 126(19): 3705-3711

Zajicek J P, Scolding NJ, Foster O, et al. 1999. Central nervous system sarcoidosis diagnosis and management. Q J Med, 92(2): 103-117

附录　风湿免疫科常用药物副作用及护理

分类	药名	副作用	护理措施
非甾体抗炎药	萘普生 双氯芬酸 萘丁美酮 美洛昔康 尼美舒利 塞来昔布 阿司匹林 吲哚美辛	胃肠道反应 肝肾毒性 血液系统反应 过敏反应 其他：中枢神经系统症状等	清淡饮食 餐后服药 据医嘱加服胃黏膜保护剂或制酸剂 定期监测肝肾功，血常规
糖皮质激素	泼尼松 甲泼尼龙	物质代谢紊乱 诱发加重骨质疏松、感染、消化性溃疡、血压升高、血糖升高、电解质紊乱等 容貌和体形改变	低糖、低盐、低脂、高维生素、高钙、优质蛋白饮食，多吃水果、绿叶蔬菜、果汁，尽早使用活性维生素D衍化物，补钙 忌浓茶、咖啡等刺激性饮料 监测肝肾功、血压、血糖、尿糖、电解质，粪便颜色，定期行痰、尿细菌和霉菌培养 注意个人清洁卫生，做好皮肤和口腔护理 强调按医嘱服药的必要性，不能自行停药或减量过快，以免引起"反跳" 严密观察感染情况，必要时加用抗感染药物大剂量治疗，患者行保护性隔离

续表

分类	药名	副作用	护理措施
免疫抑制剂	甲氨蝶呤（MTX）	胃肠道症状 口腔炎 皮疹 脱发 偶有骨髓抑制、肝脏毒性 肺间质变（罕见但严重，可能危及生命）	高热量、高蛋白、丰富维生素、清淡、易消化饮食，减轻胃肠道反应 多饮水 观察尿液颜色 育龄男女应避孕、女性患者在停药以后数周内不得妊娠 定期监测血尿常规和肝肾功能
	环磷酰胺（CTX）	骨髓抑制，主要为白细胞减少 出血性膀胱炎 恶心、呕吐及厌食 脱发 男性睾丸萎缩及精子缺乏；妇女闭经、卵巢纤维化或致畸胎 偶可影响肝功能	预防感染 输注时防止渗漏 多饮水 观察尿液颜色 教会患者自我监测出现异常及时处理
	硫唑嘌呤	骨髓抑制 偶有肝毒性 早期流感样症状（如发热、胃肠道症状、肝功能异常）	
	环孢素	胃肠道反应 牙龈增生伴出血、疼痛 肾毒性 惊厥 过敏反应罕见	

附录　风湿免疫科常用药物副作用及护理

续表

分类	药名	副作用	护理措施
免疫抑制剂	他克莫司	高血压、震颤、头痛、失眠	
		知觉异常、视觉异常	
		肾功能异常	
		腹泻、便秘、恶心	
		血糖升高	
		高尿酸血症	
		白细胞升高、贫血、过敏、并发感染等	
	吗替麦考酚酯	腹泻、呕吐	
		白细胞减少、并发感染等	
	沙利度胺	致畸	
		口干、头昏、倦怠、恶心、腹痛、面部水肿	
		胃肠反应,一般可耐受	
	雷公藤多苷	偶可见血小板减少,停药后可恢复	
		可致月经紊乱及精子活力降低	
生物制剂	英夫利昔单抗	皮肤、黏膜反应输液反应(如呼吸困难、面色潮红、头痛和皮疹)	2～8℃避光保存,不可冷冻
		胃肠道反应	按要求输注,经常更换注射部位监测生命体征
			观察有无过敏及局部反应
	依那西普	诱发加重感染	用药前监测血尿常规及肝肾功,行PPD皮试及胸片检查
		注射部位疼痛和发红	
		皮肤过敏	
		诱发和加重感染、自身免疫性疾病等	

续表

分类	药名	副作用	护理措施
生物制剂	阿达木单抗	感染、神经功能影响、淋巴系统恶性肿瘤，注射部位反应	
	托珠单抗	过敏反应（不常见） 头痛 皮肤过敏 高血压 过敏反应	
	利妥昔单抗	与输注相关的细胞因子释放综合征	
慢作用抗风湿药	柳氮磺吡啶（SASP）	皮疹偶有骨髓抑制 胃肠道不耐受 对磺胺过敏者不宜服用	预防感染 育龄女性服药期间应避孕
	来氟米特	胃肠道不适、腹泻 皮疹、脱发、瘙痒 神经系统症状 白细胞下降 可逆转型转氨酶升高	定期复查血尿常规、肝肾功能、血沉、类风湿因子等 教会患者自我监测，出现异常及时处理
	羟氯喹、氯喹	胃肠不适 皮疹 视网膜毒性 其他：心脏受损、肌无力、粒细胞下降和再障	
	青霉胺	皮疹、口腔炎、味觉障碍、蛋白尿 骨髓抑制 偶致严重自身免疫病	
排尿抑制尿酸生成药	羧苯磺酸 苯溴马隆	肾脏损害及肾结石 皮疹、发热、胃肠刺激、肾绞痛及激起急性发作	适当多饮水 遵医嘱服药 避免刺激饮食

续表

分类	药名	副作用	护理措施
抑制尿酸生成药	别嘌醇	过敏性皮疹 药物热 胃肠反应 白细胞及血小板减少 肝功能损害	餐后服药 定期监测血常规及肝肾功能 给予保肝药物
	秋水仙碱	胃肠道症状:腹痛、腹泻、呕吐及食欲缺乏 肌肉、周围神经病变 骨髓抑制 脱发、皮疹、发热及肝损害等	发生呕吐、腹泻等反应,应减小用量,严重者停药 定期检查血象及肝、肾功能 餐后服药,可加用胃黏膜保护剂和止泻药 也可适当减小用药剂量 定期监测血常规

(陈 红 王 英)